ulmer

Claudia Ritter

AF834504

NATUR HEILKUNDE GEGEN SCHMERZEN UND FIEBER

Heilpflanzen-rezepte für Erwachsene und Kinder

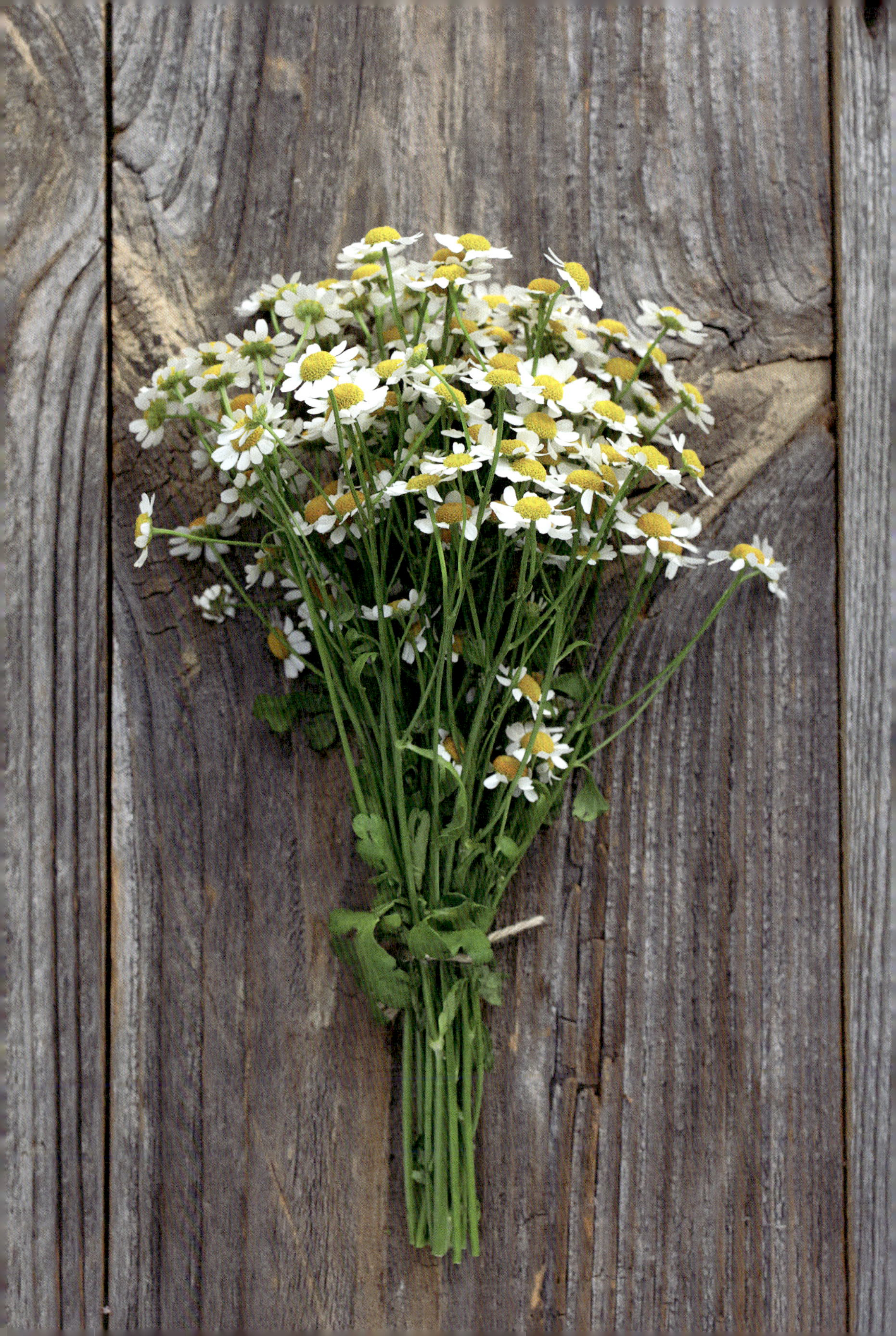

INHALT

NATÜRLICH SCHMERZEN BEHANDELN UND FIEBER SENKEN

Chronische Schmerzen gehören zu den häufigsten Erkrankungen und mindern die Lebensqualität Betroffener sehr. Für viele Erwachsene sind Schmerzen und Entzündungen ein Anlass, zu frei verkäuflichen Schmerzmitteln (insbesondere mit den Wirkstoffen Ibuprofen, Paracetamol, Acetylsalicylsäure, Diclofenac) zu greifen. Bei leichten bis mittelschweren Kopfschmerzen, bei Prellungen, Verstauchungen und Zerrungen oder leichten rheumatischen Beschwerden behelfen sich die meisten Schmerzpatienten zunächst selbst mit Medikamenten aus der Apotheke. Wer das häufiger tut, riskiert dabei Gewöhnungseffekte, gravierende Schäden an der Magenschleimhaut und im Darm sowie Schädigungen der Leber- und Nierenfunktion. Deshalb wächst das Interesse an pflanzlichen Alternativen und bewährten Heilpflanzenanwendungen. Insbesondere chronische Schmerzen gelten als zentrale Indikation in der Naturheilkunde. Die Natur hat uns viele Pflanzen geschenkt, die Schmerzen nachhaltig und in der Regel ohne gravierende Nebenwirkungen lindern können und Fieber zu senken vermögen. Bei der richtigen Anwendung können auch pflanzliche Arzneimittel ausgezeichnete Ergebnisse liefern. Immer mehr Studien belegen dies. Dabei ist ihr Einsatz keine Entweder-Oder-Frage: Auch eine Kombination aus Heilpflanzen und klassischer Schulmedizin kann im individuellen Fall bestmögliche Ergebnisse erzielen.

Manchmal gesellen sich zu den Kopf- und Gliederschmerzen noch ein kratzender Hals, hartnäckiger Husten und glasige Augen. Wenn das Thermometer über 38 °C steigt, befinden wir uns in einem fiebrigen Zustand. Fieber ist zunächst einmal eine natürliche Abwehrreaktion des Körpers. Gerade Kinder fiebern schnell. Spätestens im Kindergarten infizieren sie sich mit Viren und Bakterien, die wiederum Fieber auslösen. Doch häufig ist Fieber sogar eine sinnvolle Reaktion, weil sich der Körper so gegen den Eindringling wehrt, und auch das körpereigene Immunsystem läuft bei Fieber erst so richtig auf Hochtouren.

Aus Angst vor dem Fieber – und die ist wohl so alt wie die Sorge um die Gesundheit unserer Kinder – wird schnell nach einem fiebersenkenden Medikament gefragt. Einerseits muss der schnelle Griff zu fiebersenkenden Medikamenten in den letzten Jahrzehnten infrage gestellt werden, andererseits waren die teils gravierenden Lieferengpässe bei Paracetamol- und Ibuprofen-haltigen Arzneimitteln in der Vergangenheit vor allem in der infektreichen Jahreszeit immer wieder ein Problem für Apotheken, Ärzte und Betroffene. Vor allem Eltern von kranken Kindern sind dann oft verunsichert, wenn das Kind fiebert und weit und breit kein Fiebersaft zu bekommen ist.

Die Inhalte dieses Buches zeigen Ihnen Alternativen zu Schmerzmitteln und

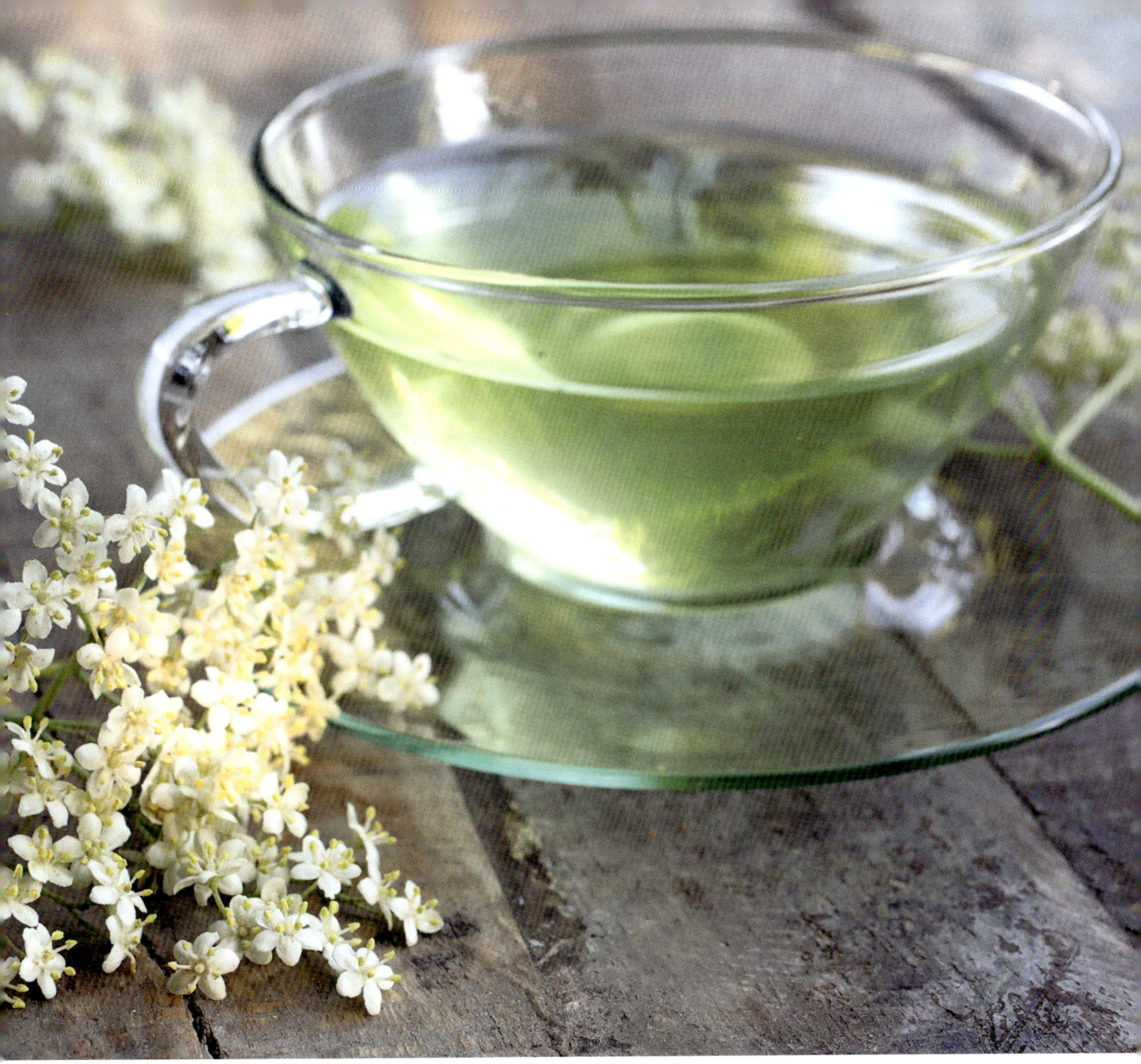

fiebersenkenden Medikamenten auf. Aber auch, wenn starke Schmerzen Sie plagen und Sie bereits Schmerzmittel aus der Apotheke anwenden, können Sie durch die natürlichen Alternativen deren Dosierung reduzieren. Wer die schmerzlindernde und fiebersenkende Funktion durch die Kraft der Natur ergänzen möchte, sollte es mit Unterstützung durch Kräuter und Heilpflanzen versuchen.
Noch ein wichtiger Hinweis: Sie finden in den jeweiligen Kapiteln gleich mehrere Rezepte, innere und äußere Anwendungen sowie unterstützende Maßnahmen. Keinesfalls sollten Sie alle Maßnahmen gleichzeitig durchführen. Das würde Ihren Körper überfordern. Suchen Sie intuitiv eine, vielleicht zwei Optionen für sich aus. Ergänzen Sie bei Bedarf eine weitere Anwendung oder lassen Sie sich im Zweifel von Ihrer Heilpraktikerin beraten.

Alles Gute wünscht Ihnen Ihre

Claudia Ritter

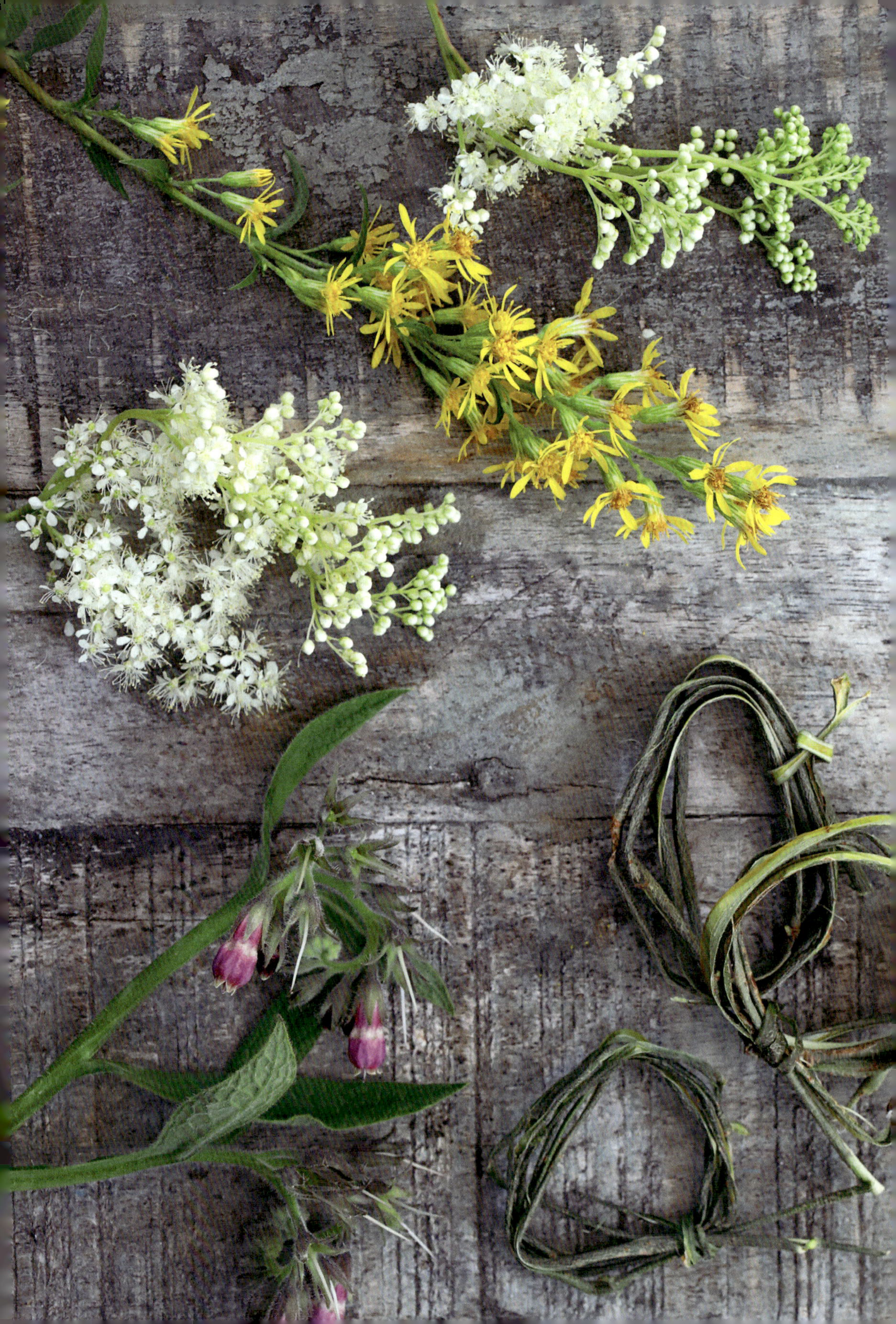

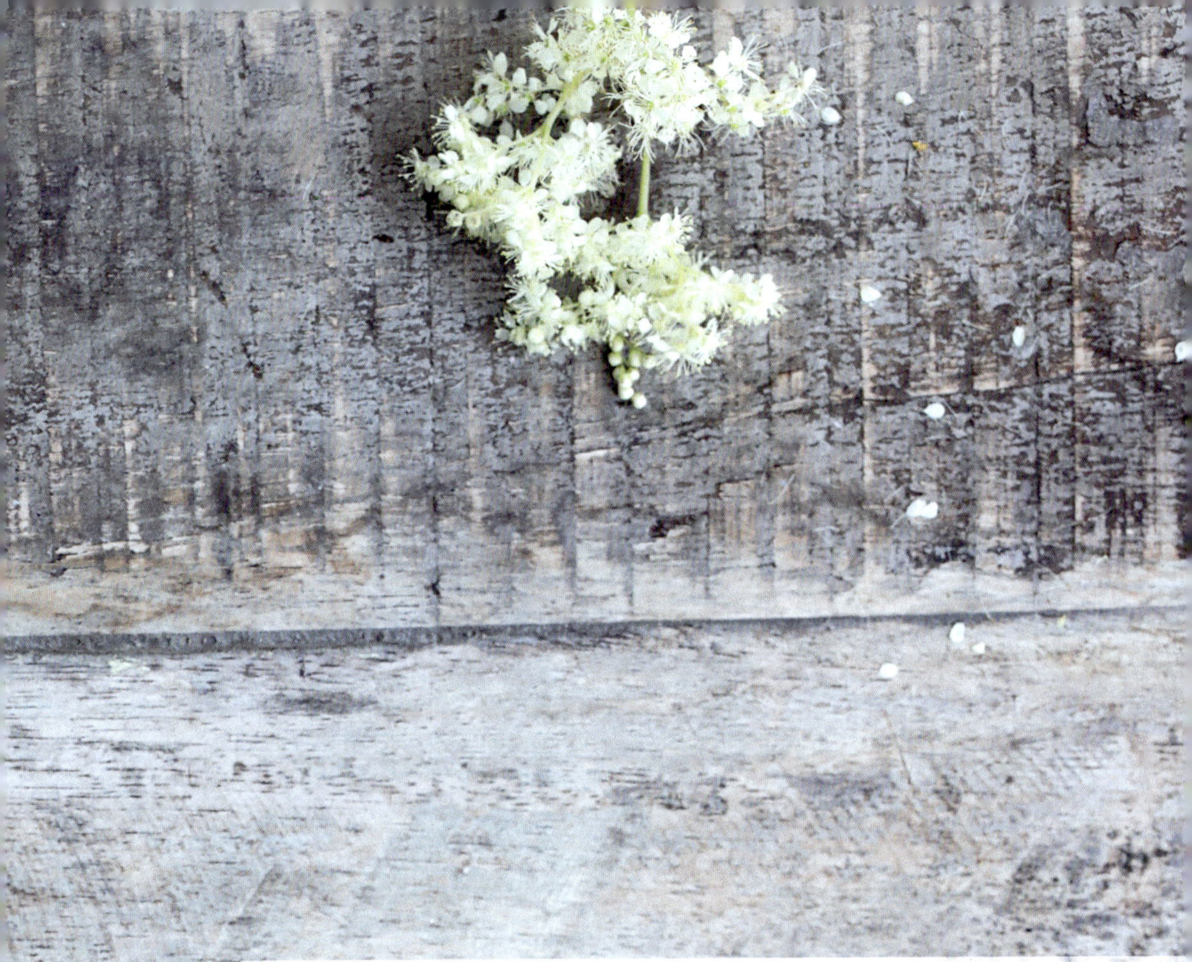

SCHMERZEN UND IHRE URSACHEN BEHANDELN

MIT PFLANZENPOWER GEGEN SCHMERZEN

Angefangen von Arthritis über Verstauchungen und Zerrungen bis hin zu Zahnschmerzen: Heilpflanzen eignen sich ideal, um Schmerzen zu lindern. Manche Pflanzen können Sie selbst sammeln und trocknen für einen Tee, eine Tinktur oder eine Auflage. Andere finden Sie in der Kräuterecke und Gemüseabteilung, vorzugsweise aus biologischem Anbau. In gut sortierten Apotheken bekommen Sie Kräuter und Fertigpräparate mit standardisiertem Wirkstoffgehalt. Auf Seite 126 stehen auch einige empfehlenswerte Bezugsadressen. Schmerzen sind sehr individuell in ihrer Entstehung und Ausprägung, darum werden diese hier nicht allgemein in einer Einführung, sondern direkt bei den jeweiligen Beschwerden genau erklärt. Im Folgenden finden Sie in alphabetischer Reihenfolge akute und chronische Beschwerden mit ihren Behandlungsmöglichkeiten aus der Pflanzenheilkunde sowie viele praktische Tipps für den Alltag.

Bewegung baut Gelenkverschleiß vor, zwei bis drei Stunden wöchentlich sind ideal.

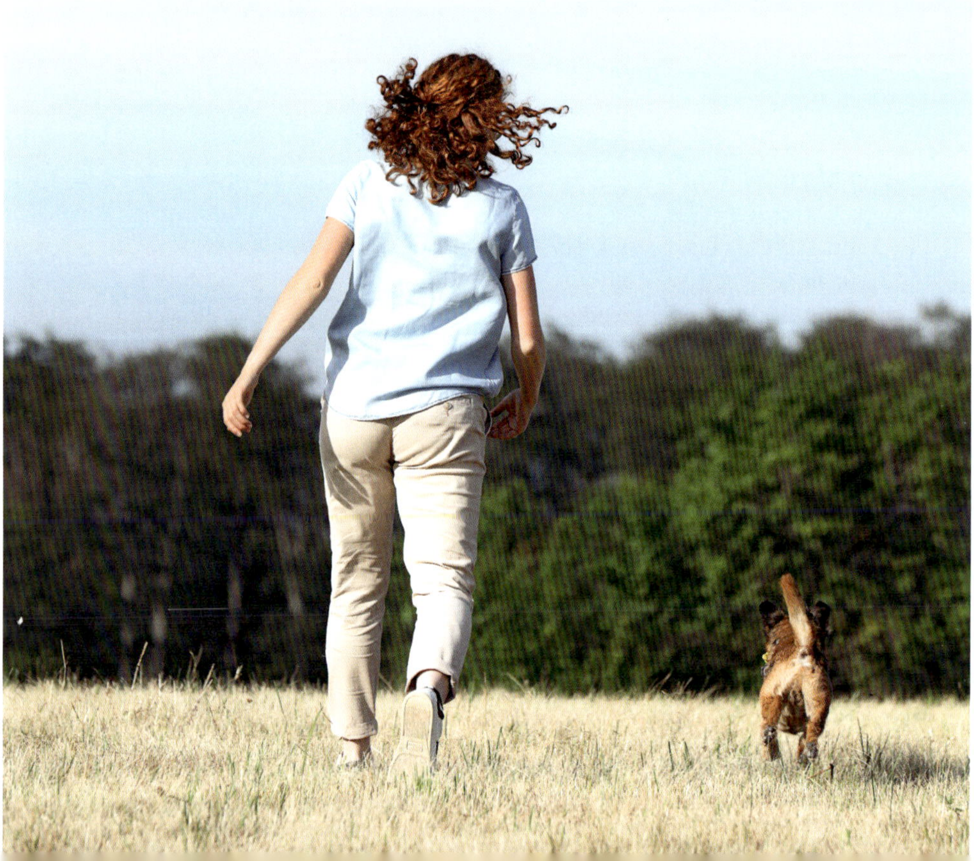

ARTHROSE

Die Arthrose (auch „Gelenkverschleiß") ist eine häufige Gelenkerkrankung, die meist im zunehmenden Alter auftritt. Sie entsteht durch den langsamen Abbau von Knorpelschicht im Gelenk oder aber als Spätfolge von Unfällen. Viele Arthrosen lassen sich auf eine Fehlstellung, eine übermäßige Belastung von Gelenken oder Bewegungsmangel zurückführen. Die Knochen reiben in der Folge aufeinander, was zu starken Schwellungen, steifen Gelenken und Schmerzen führen kann. Zunächst kommt es oft zu den typischen Anlauf- und Belastungsschmerzen, später auch zu Ruhe- oder Nachtschmerzen. Werden die Beschwerden stärker, können sie die Beweglichkeit massiv einschränken. Frauen sind etwas häufiger von Arthrose betroffen als Männer, weil die Hormonumstellung in der Menopause die Knorpelabnützung verstärkt. Eine Arthrose kann grundsätzlich in fast allen Gelenken entstehen. Am häufigsten betroffen ist das Kniegelenk, gefolgt von der Hüfte. Beschwerden der Finger, Hals- und Lendenwirbel sowie der Schultern kommen auch häufiger vor. Wirklich heilbar ist die Erkrankung nicht, und die Reparaturprozesse dauern vergleichsweise lang.

Zum Arzt Eine sorgfältige ärztliche Diagnose der Arthrose stellt für eine zielgenaue Therapie die entscheidende Basis dar. Die Abgrenzung arthrotischer Gelenkveränderungen von anderen Erkrankungen ist sehr wichtig für die optimale Behandlung.

Unterstützende Maßnahmen
„Wer rastet, der rostet." Das gilt insbesondere für Betroffene mit Arthrose, denn mangelnde Aktivität beschleunigt den Gelenkverschleiß. Zwei bis drei Stunden ausgiebige Bewegung wöchentlich sind ideal. Besonders geeignet sind Sportarten, die die Gelenke wenig belasten, zum Beispiel Nordic Walking, Aquafitness oder Radfahren.

WARMER WICKEL MIT HEILERDE

7 Teile Heilerde mit 2 Teilen angenehm warmem Wasser zu einer salbenartigen Paste anrühren und auf die betroffene Stelle auftragen. Mit einem feuchten Leinen- oder Baumwolltuch umwickeln und mit einem trockenen Tuch abdecken. Warme Wickel werden erst abgenommen, wenn sie vollständig durchgetrocknet sind.

Wärme- oder Kälteanwendungen?

Eine Wärmeanwendung darf nur dann erfolgen, wenn das Gelenk nicht entzündet und nur leicht geschwollen ist. Etwas Kälte hingegen tut dem Gelenk bei Reizungen, Schwellungen und Schmerzen gut, denn sie verlangsamt den Stoffwechsel.

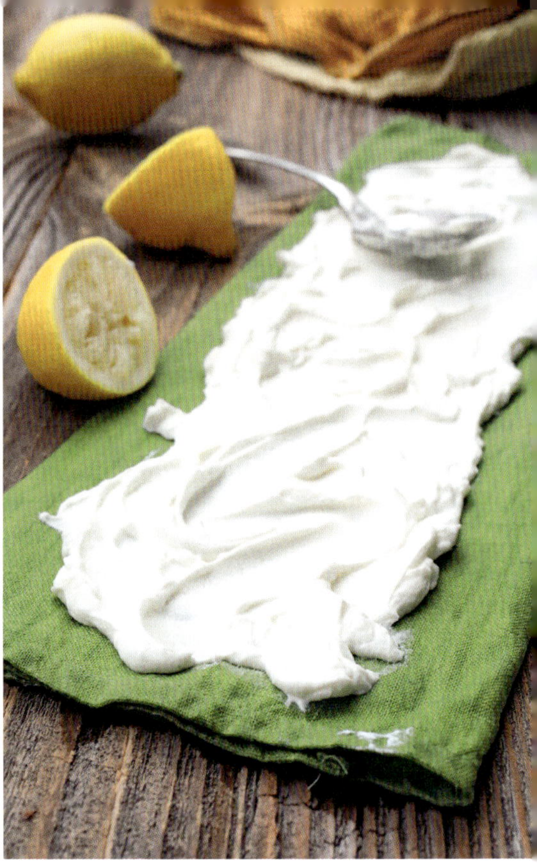

Quarkwickel

KÜHLER QUARKWICKEL

Speisequark 1 cm dick auf ein feuchtes Tuch streichen und das schmerzende Gelenk damit bedecken. Als zweite Schicht ein Baumwolltuch darüber wickeln und die Masse 1–2 Stunden auflegen. Anschließend das Gelenk lauwarm abwaschen, ggf. mit einer entzündungshemmenden Salbe eincremen.

Vitalstoffe

Der Körper benötigt Vitalstoffe wie Vitamin C und E sowie die Spurenelemente Zink, Selen, Kupfer und Mangan, um die Gelenkfunktion zu erhalten. Für stützende, stabile Knochen sind zudem Kalzium, Vitamin D und Vitamin K wichtig. Lassen Sie sich von einer Heilpraktikerin ein individuelles Vitalstoffpaket zusammenstellen.

BRENNNESSEL-ZITRONEN-MUS

Lindert die Gelenksteifigkeit

Das brauchen Sie

- 1 kleine Bio-Zitrone
- 2 TL flüssiger Waldhonig
- 2 Handvoll Brennnesselkraut (Triebspitzen, Blätter)

So gehts

Die Zitrone waschen, schälen und in kleine Stücke schneiden. Zusammen mit den verlesenen Brennnesselblättern pürieren. Anschließend den Honig unterrühren. In ein sauberes Glas umfüllen und täglich davon 1–2 TL einnehmen. Im Kühlschrank gelagert ist das Mus mehrere Tage haltbar.

Heilende Hagebutte

Die positive Wirkung von Hagebuttenpulver für das Immunsystem und eine gesunde Knorpelfunktion sind aktuell in aller Munde. Studien zeigen, dass Hagebuttenpulver Entzündungen und Symptome bei Arthrose und rheumatischen Gelenkbeschwerden (siehe auch Seite 39) lindern kann. Denn bestimmte Inhaltsstoffe, die Galaktolipide, wirken entzündungshemmend und antioxidativ. Das kann Schmerzen in entzündeten Gelenken, Sehnen und Knorpeln lindern und Entzündungen bessern. Schon 5 g Hagebuttenpulver täglich haben eine schmerzlindernde Wirkung. Diese setzt in der Regel erst nach 4–6 Wochen ein. Danach die Dosis auf 2,5 g täglich reduzieren.

HAGEBUTTENPULVER SELBST GEMACHT

Hagebutten der Länge nach aufschneiden und von Kernen, Blüten- und Stielansatz befreien. Die Früchte gründlich waschen, mit einem Tuch abreiben, um die juckenden Härchen zu entfernen, dann halbieren. Die Fruchtschalen auf einem Tuch ausbreiten und für 48 Stunden antrocknen lassen oder bei niedriger Temperatur (unter 45 °C) in den Dörrautomaten geben. Die angetrockneten Hagebutten mit einem leistungsstarken Mixer zerkleinern. Erneut ausbreiten, weiter trocknen lassen und erst dann in Schraubgläser füllen. Wenn das Pulver gut durchgetrocknet ist, bleibt es bis zur nächsten Ernte haltbar.
Das Pulver übers Müsli streuen oder in Getränke und Smoothies einrühren. Es sollte nicht erhitzt werden, da sonst hitzeempfindliche Inhaltsstoffe verloren gehen.
Tipp: Pragmatiker pflücken im Herbst einfach die roten Hagebutten vom Strauch und essen sie (nach dem Entkernen) über mehrere Wochen hinweg roh und gut durchgekaut.

Fertigpräparate Salusan Ortho Bio-Hagebutte Tonikum von Salus. Der Kräuterauszug aus Hagebutten, Brennnesseln, Teufelskralle, Ingwer, Wacholderbeeren und mehr unterstützt die normale Knochen- und Knorpelfunktion.

HEUBLUMENAUFLAGEN

Unterstützen die Behandlung bei Gelenkbeschwerden

Zur Anwendung siehe Seite 15.

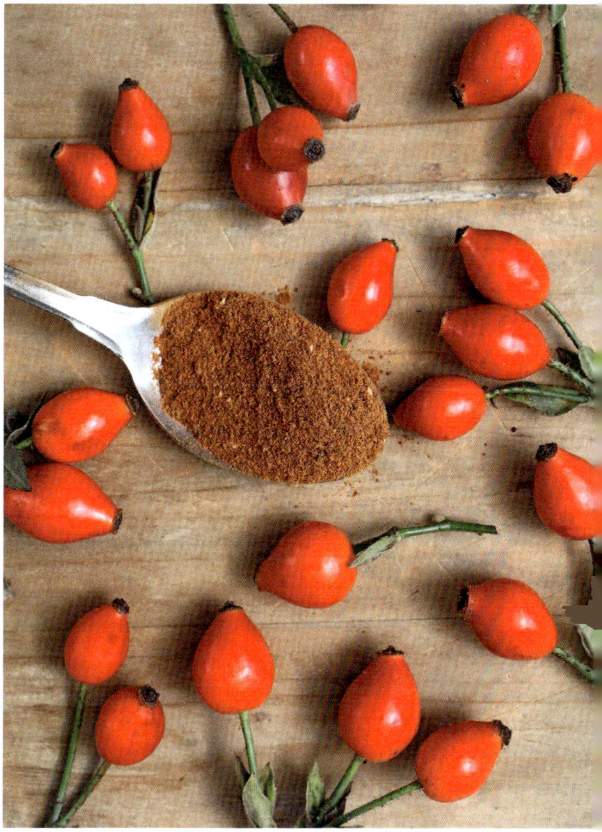

Hagebuttenpulver.

CHILI-/CAYENNEPFEFFER-PRÄPARATE

Aktivieren die körpereigene Heilwärme und hemmen die Schmerzweiterleitung

Die Präparate bis zu 4-mal täglich auf die schmerzenden Stellen auftragen. Anwendung bis zu drei Monate möglich, danach einige Monate pausieren.

Fertigpräparat z. B. ABC-Wärmecreme Capsicum

WÄRMENDE INGWERÖL-EINREIBUNG

Das brauchen Sie

- 2–6 Tropfen ätherisches Ingweröl
- 10 ml Basisöl (Jojobaöl, Mandelöl)

So gehts

Ätherisches Ingweröl mit dem Basisöl mischen. Das auf 1–3 % verdünnte Ingweröl 1-mal täglich auf die entsprechenden Hautpartien auftragen und einreiben.

Weitere hilfreiche Tipps

> **Birkenblätter und Birkenfrischsaft** Wirken über die Nieren harnsäuremobilisierend und unterstützen daher die Behandlung degenerativer Erkrankungen.

> **Löwenzahnkraut** Wirkt über Leber und Nieren stoffwechselanregend, lindert Schmerzen bei Arthrose.

TEE MIT BIRKE UND LÖWENZAHN

Aktiviert die Ausscheidungsorgane

Das brauchen Sie

- 50 g Birkenblätter
- 50 g Löwenzahnblätter mit -wurzel

So gehts

1 TL der Mischung mit 1 Tasse siedend heißem Wasser überbrühen, acht Minuten ziehen lassen, danach abseihen. Kurmäßig 1–3 Tassen davon trinken.

KOHLWICKEL

Bewährtes Hausmittel bei Gelenkschmerzen

Einige große Weißkohlblätter einzeln kräftig mit dem Nudelholz walken, bis Flüssigkeit austritt. Dann auf das schmerzende Gelenk legen, mit einem Mulltuch abdecken und den Kohl rund zwei Stunden wirken lassen. Danach den Wickel abnehmen und das Gelenk mit lauwarmem Wasser abwaschen.

Neues aus der Wissenschaft

Im Rahmen einer Studie an der Universität Duisburg-Essen wurde die Wirkung von Kohlwickeln bei Arthrose-Patienten genauer untersucht. Die Forschenden fanden heraus, dass ein Kohlwickel am Knie die Gelenkschmerzen im gleichen Maße lindert wie eine Schmerzsalbe mit dem Wirkstoff Diclofenac. Für Patienten, die die gängigen Medikamente nicht vertragen, kann ein Kohlwickel daher eine gute Alternative sein.

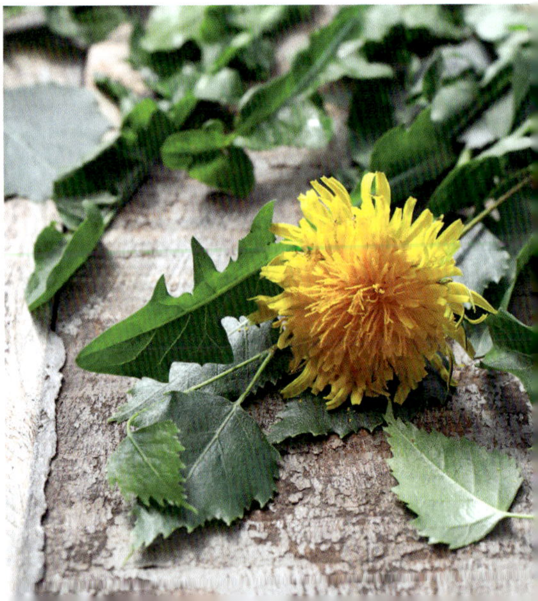

Tee mit Birke und Löwenzahn.

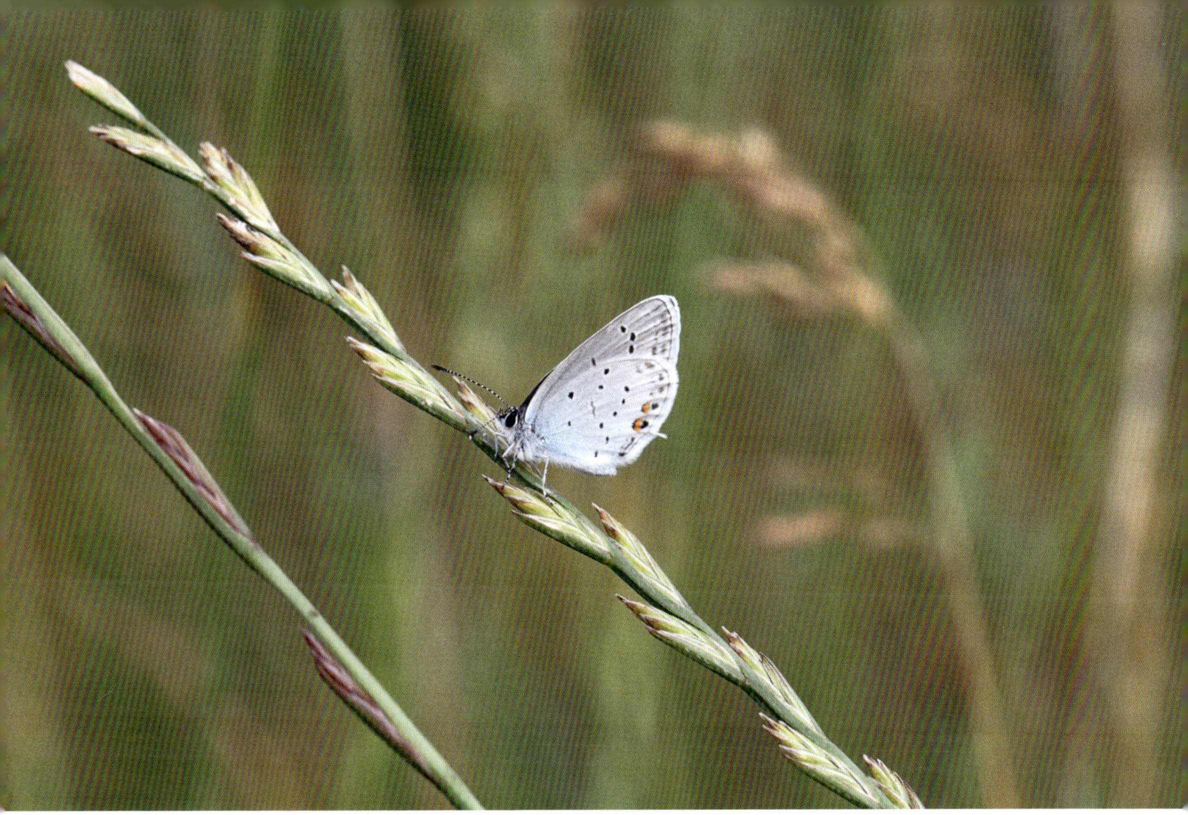

Fibromyalgie geht oft mit depressiven Verstimmungen einher.

FIBROMYALGIE

Fibromyalgie bedeutet wörtlich übersetzt Faser-Muskel-Schmerz. Bei einem Fibromyalgiesyndrom (kurz FMS), früher als Weichteilrheuma bezeichnet, kommt es zu anhaltenden diffusen Schmerzen im Bereich der Muskeln und Sehnenansätze. Das Hauptsymptom sind anhaltende Schmerzen von wechselnder Intensität und Lokalisation sowie eine Druckschmerzhaftigkeit an definierten Punkten („Tender Points"). Darüber hinaus sind Morgensteifigkeit, Schlafstörungen, Erschöpfung, depressive Verstimmungen sowie Kopf- und Bauchschmerzen typische Symptome. Auffällig ist, dass Blutbilder und andere internistische Untersuchungen (z. B. MRT) wenig oder fehlende Entzündungszeichen zeigen, was die Diagnosefindung erschwert.
Die Fibromyalgie betrifft schätzungsweise 2–4 % der westlichen Bevölkerung. Bis heute ist nicht geklärt, welche Ursachen der Erkrankung zugrunde liegen. Vermutet wird eine Reaktion auf Reize, die erst durch ihr Zusammenwirken zu den Symptomen führen. Psychische und hormonelle Ursachen spielen auch mit hinein. Frauen erkranken dabei etwa 4-mal häufiger als Männer und es gibt eine familiäre Häufung. Das durch-

schnittliche Erkrankungsalter liegt zwischen dem 30. und 50. Lebensjahr.
Da das Fibromyalgie-Syndrom nicht auf einer klassischen Entzündung beruht, bleiben herkömmliche Schmerzmittel oft wirkungslos. Mit naturheilkundlichen Maßnahmen und Heilpflanzenanwendungen können die verschiedenen Beschwerden gut gelindert werden.
Äußere Anwendungen wie ein Heublumensack, ein Wärmepflaster oder Einreibungen mit ätherischen Ölen führen zu einer intensiven Durchwärmung und Lockerung der muskulären und bindegewebigen Strukturen. Den Stoffwechsel und die Entgiftung unterstützen können die ausleitenden Pflanzenzubereitungen.

Zum Arzt Wenn der Schmerz sich nach wenigen Tagen nicht bessert.

Unterstützende Maßnahmen

- **Clean eating**, also Essen möglichst ohne Lebensmittelkonservierungsstoffe und Lebensmittelfarbstoffe. Wenn möglich, sollten Sie pestizidfreies (Bio-)Obst und -Gemüse kaufen. Essen Sie außerdem Fleisch, das hauptsächlich von grasgefütterten Tieren stammt und frei von Antibiotika und Hormonen ist.
- **Basische Nahrung** mit viel Beeren, Nüssen, Gemüse und (Wild-)Kräutern. Omega-3-Fette aus Leinöl, Walnussöl, Walnüssen, fetten Seefischen haben entzündungshemmende Qualitäten.

Darf im Gewürzregal nicht fehlen: Kurkuma hat entzündungshemmende Eigenschaften.

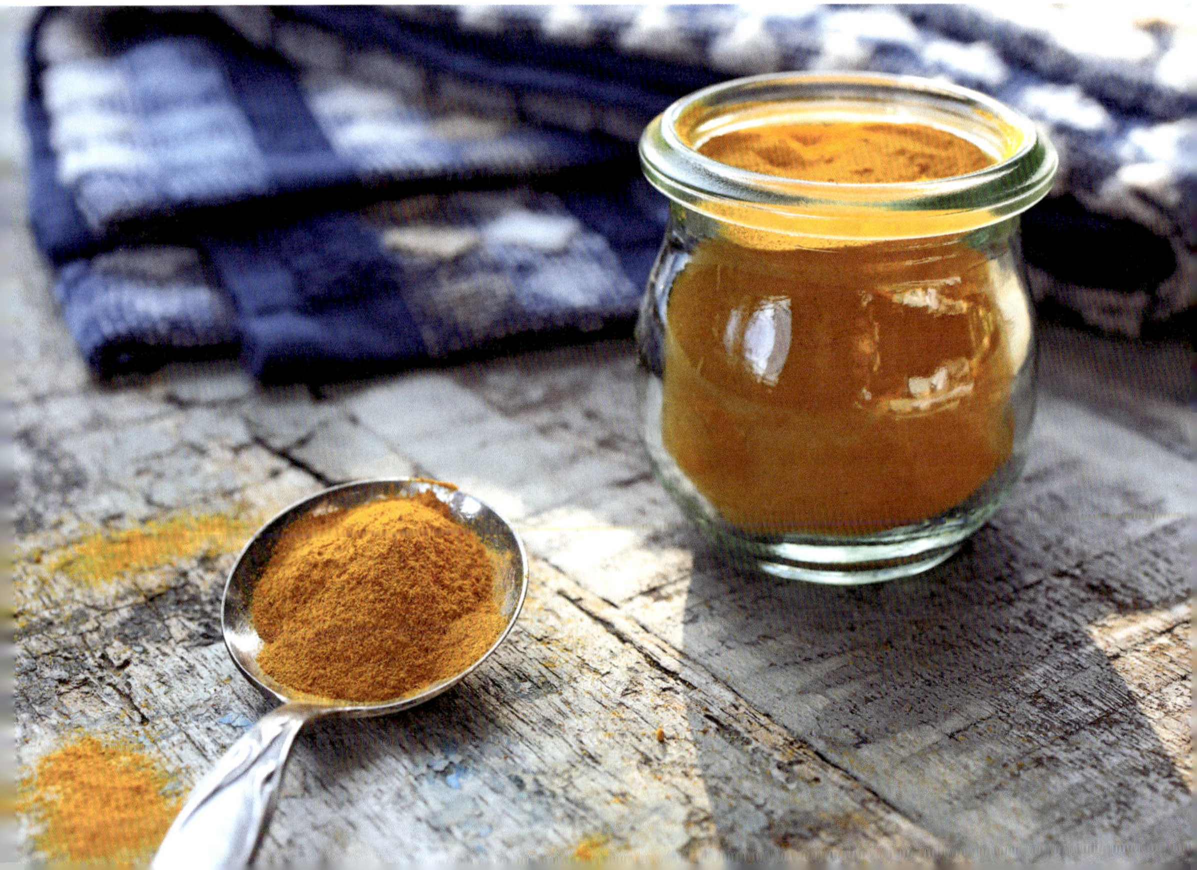

Dagegen sollten entzündungsfördernde Nahrungsmittel (Schweinefleisch, Süßes, Weißmehl) aus dem Speiseplan gestrichen werden.

- **Reichlich trinken:** 2 l hydrogencarbonatreiches Mineralwasser und Basentees (siehe unten) helfen dabei, saure Stoffwechselendprodukte und wasserlösliche Toxine auszuscheiden.
- **Curcumin**, der Hauptwirkstoff der Kurkumawurzel, hat entzündungshemmende und antioxidative Eigenschaften. Tagesdosis: Kurkuma frisch 1,5–3 g, Kurkumapulver 1–3 g oder Curcumin 1,2–1,8 g.
- **Bewegung** ist ein wichtiger Therapeut. Regelmäßiges, an die Leistungsfähigkeit angepasstes Ausdauertraining (Walking, Aquajogging, Fahrradfahren, Tanzen) eignet sich wunderbar.
- **Mikronährstoff-Defizite** ausgleichen (Vitamin D, Zink, Selen, Vitamin C, B-Vitamine, Magnesium, Coenzym Q10), evtl. Enzymtherapie mit pflanzlichen Enzymen aus Ananas (Bromelain) oder Papaya (Papain).
- **Darmsanierung** durch einen hierfür ausgebildeten Heilpraktiker.

HEUBLUMENSACK

Muskeln durchwärmen, entspannen und durchbluten

Das brauchen Sie

- Leinensack für Heublumen (ca. 30 × 50 cm)
- Heublumen oder Heublumenkissen
- Topf mit Siebeinsatz zum Dämpfen, alternativ ein Dampfgarer
- Tuch aus Baumwolle oder Wolle zum Abdecken des Kissens

So gehts

Den Leinensack zu 2/3 mit Heublumen füllen und verschließen oder ein Heublumenkissen aus der Apotheke beschaffen. Den Heusack unter fließendem Wasser anfeuchten. Einen Topf mit wenig Wasser erhitzen, den Siebeinsatz darauflegen und das Heublumenkissen rund 15 Minuten erhitzen. Es darf nicht im Wasser liegen, sondern muss vom Dampf durchströmt werden. Alternativ das Kissen im Dampfgarer bei 100 °C etwa fünf Minuten erwärmen. Den Heusack mit einem Kochlöffel entnehmen und aufschütteln. Zunächst die Temperatur des Kissens am Unterarm überprüfen und erst dann auf die schmerzenden Areale auflegen. Das Kissen mit einem Tuch abdecken. Idealerweise bleibt es so lange liegen, wie es als angenehm empfunden wird. Anschließend rund 30 Minuten nachruhen. Nach dem Trocknen kann das Kissen 2- bis 3-mal wiederverwendet werden.

Pflaster mit Chili/Cayennepfeffer

Siehe Seite 101.

ROSMARINSALBE SELBST GEMACHT

Das brauchen Sie

- 60 ml selbst hergestellter Rosmarin-Ölauszug (hergestellt aus ½ Handvoll geschnittener Rosmarinblätter, die in einem Marmeladenglas mit Sonnenblumenöl übergossen und fünf Tage an einem warmen Ort, wie etwa auf einem Heizkörper, ausgezogen werden)
- 6 g Bienenwachs
- 30 Tropfen ätherisches Rosmarinöl (Primavera, Casida, Maienfelser)

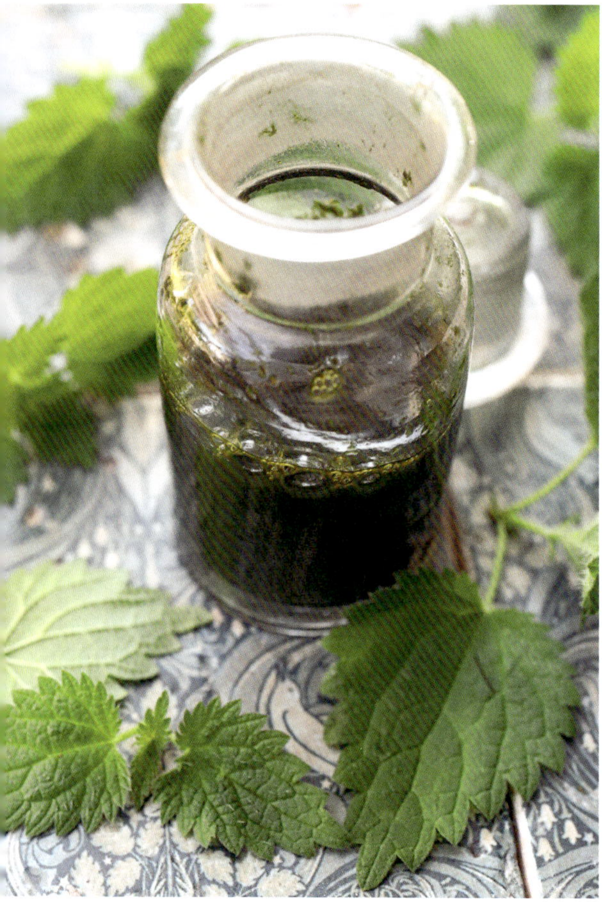

Brennnesselsaft ist ein wichtiges Heilmittel zur Entgiftung des Körpers.

So gehts

Das Glas mit dem Rosmarin-Ölauszug in einem Wasserbad erwärmen, das Bienenwachs zufügen und so langen Mischen, bis es sich gelöst hat. Das Glas aus dem Wasserbad nehmen und handwarm abkühlen lassen. Nun das ätherische Rosmarinöl zufügen und alles vermischen. Die fertige Rosmarinsalbe auf Salbendöschen verteilen und abkühlen lassen. Beschriften nicht vergessen.
Die Salbe hält bis zu sechs Monate.

Eine haselnussgroße Menge mit dem Spatel entnehmen. 1- bis 3-mal täglich die schmerzenden Hautareale damit einschmieren.

DETOX-TEE BEI FIBROMYALGIE

Das brauchen Sie

- 25 g Brennnesselkraut – spült die Nieren durch
- 25 g Goldrutenkraut – stärkt die Regeneration von Nierengewebe
- 25 g Löwenzahnwurzel – regt die Leber- und Nierentätigkeit an
- 25 g Odermennigkraut – effektives Antioxidans und Radikalfänger

So gehts

1 TL der Mischung mit 1 Tasse siedendem Wasser übergießen, zugedeckt fünf bis zehn Minuten ziehen lassen, abseihen.
1–3 Tassen täglich kurmäßig über vier Wochen trinken, danach zwei bis drei Monate pausieren und gegebenenfalls wiederholen.

FRISCH GEPRESSTER BRENNNESSELSAFT

Entgiftet, hilft bei Müdigkeit und Erschöpfung

2 Handvoll Brennnesselkraut an unbelasteten Plätzen ernten. Brennnesselkraut waschen, grob hacken, zusammen mit einem Spritzer Wasser in einem Mixer pürieren. Den Saft abseihen, 3 EL abnehmen und gleich verbrauchen, den Rest 1–2 Tage im Kühlschrank lagern.
Bis zu 3 EL frisch gepressten Brennnesselsaft trinken. Die Kur sollte auf 3–4 Wochen beschränkt werden.

MAGEN-DARM-SCHMERZEN

Unterschiedlichste Faktoren können Bauchschmerzen hervorrufen. In diesem Kapitel geht es um leichte, krampfartige und brennende Schmerzen im Verdauungsbereich, Völlegefühl und Blähungen. Magenschmerzen werden nicht selten durch ein Ungleichgewicht zwischen Säureproduktion und Säureschutz im Magen verursacht. In der Folge kommt es zu Sodbrennen oder einer Magenschleimhautentzündung (Gastritis). Bei Reizmagen und Reizdarm sind keine körperlichen Ursachen zu finden. Man geht von Fehlernährung oder Nahrungsunverträglichkeiten als Ursache aus. Kinder leiden häufig unter Bauchschmerzen. Meist werden diese durch eine Darminfektion, mehrtägige Verstopfung, Blähungen, übermäßiges Essen oder verdorbene Lebensmittel hervorgerufen.
Manchmal geht den Magen-Darm-Beschwerden auch eine Antibiotikatherapie voraus. Antibiotika töten nicht nur schädliche Bakterien ab, sondern schwächen unseren Körper und verändern unsere gesunde Darmflora. Häufige Folge: Bauchschmerzen, Blähungen und Durchfall. Je nach Ausprägung der Schädigung an der Darmflora kommen für einen Aufbau Probiotika wie Joghurt mit rechts-

Bauchschmerzen können viele Ursachen und unterschiedliche Folgen haben.

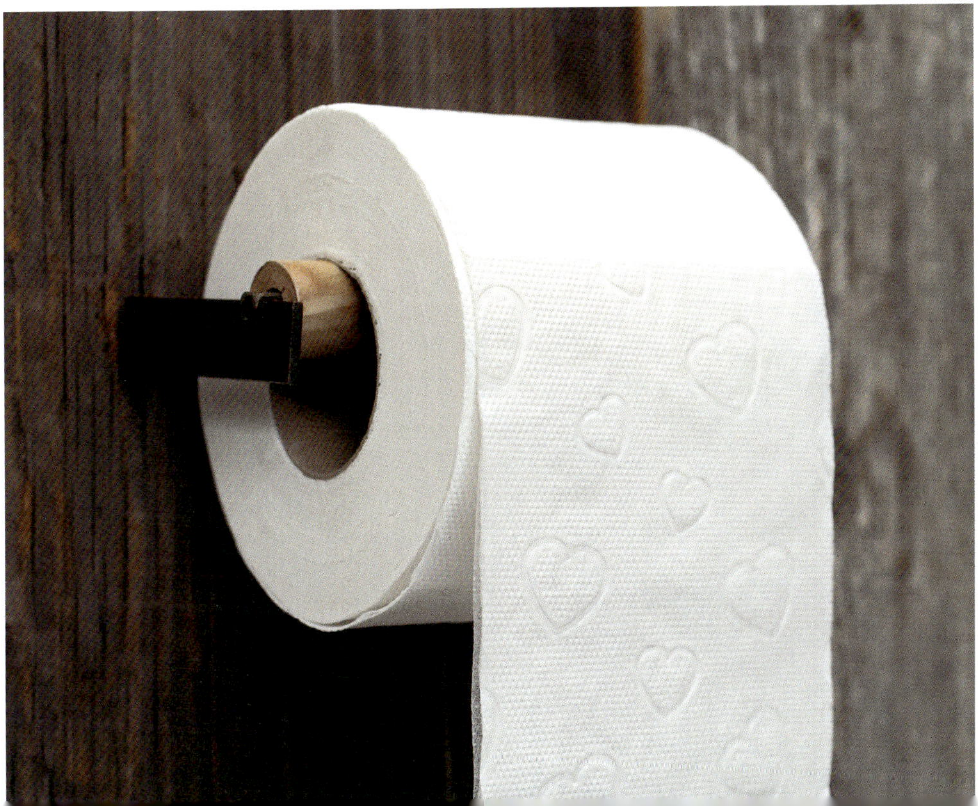

drehender Milchsäure, milchsauer vergorene Getränke (Brottrunk, Kombucha, Kefir, Sauerkrautsaft) oder eine Therapie mit Milchsäurebakterien (Beispielpräparat Omni-Biotic 10) über einen Zeitraum von mehreren Tagen bis Monaten infrage kommen. Bei massiven Schädigungen sollten Sie sich an eine hierfür ausgebildete Heilpraktikerin wenden, die ein individuelles Therapiekonzept für Sie zusammenstellen kann.
Oft schlägt auch die Stimmung auf den Bauch. Denn dort befindet sich ein großes Nervengeflecht, das die Organe des Verdauungssystems durchzieht: das enterische Nervensystem oder auch Bauchhirn. Im Bereich der Magen-Darm-Erkrankungen hat die Heilpflanzenkunde einen besonderen Stellenwert. Viele Beschwerden lassen sich mit einer pflanzlichen Behandlung lindern.

Bauchschmerzen nach dem Essen

Bei jedem zweiten Patienten mit Magen- oder Darmproblemen liegen keine typischen Erkrankungen des Magen-Darm-Traktes zugrunde. Bauchschmerzen können auch durch Lebensmittelunverträglichkeiten, eine falsche Ernährung sowie durch psychische Probleme oder Überforderung entstehen.

Zum Arzt Bessern sich Bauchschmerzen nicht innerhalb kurzer Zeit oder kehren sie immer wieder, wird die Bauchdecke hart, nehmen die Schmerzen zu, kommen Fieber, Erbrechen oder starke Durchfälle hinzu, ist ein Arztbesuch nötig. Chronische Entzündungen, Infektionen, Notfälle wie Blinddarmentzündung oder Darmverschluss dürfen keinesfalls übersehen werden.

Unterstützende Maßnahmen

- **Wärme** auf den Bauch – und oft lässt der Schmerz direkt nach. Mit einer Wärmflasche (mit Bezug) oder einem Körnerkissen auf dem Bauch weiten sich die Blutgefäße. Durch die geweiteten Adern fließt das Blut langsamer, gleichzeitig werden die Zellen besser mit Sauerstoff und Nährstoffen versorgt. Die Muskelspannung sinkt und die Muskeln entspannen sich. Je nach Alter sollte die Wassertemperatur der Wärmflasche zwischen 45 und 60 °C liegen. Bei Babys reichen 45 °C aus, Erwachsene tolerieren oft wärmere Temperaturen.
- **Fliegergriff bei Babys** mit Blähungen und Koliken: Legen Sie Ihr Baby dafür bäuchlings eng an ihren Bauch anliegend auf Ihren Unterarm – das Köpfchen befindet sich in der Armbeuge – und tragen Sie es herum. Die Wärme Ihres Unterarms, die Bewegung und der sanfte Druck auf den Bauch können dafür sorgen, dass lästige Luft aus dem Darm abgeht.
- **Heilerde** hat hohe Säurebindungskapazitäten und kann überschüssige Magensäure neutralisieren. Sodbrennen und säurebedingte Magenschmerzen können die Folge überschüssige Magensäure sein. Ebenso hat sich Heilerde bei Durchfallerkrankungen bewährt, die durch bestimmte Bakterien und deren Stoffwechselprodukte verursacht werden. Diese werden durch die Heilerde gebunden und mit dem Stuhl ausgeschieden.

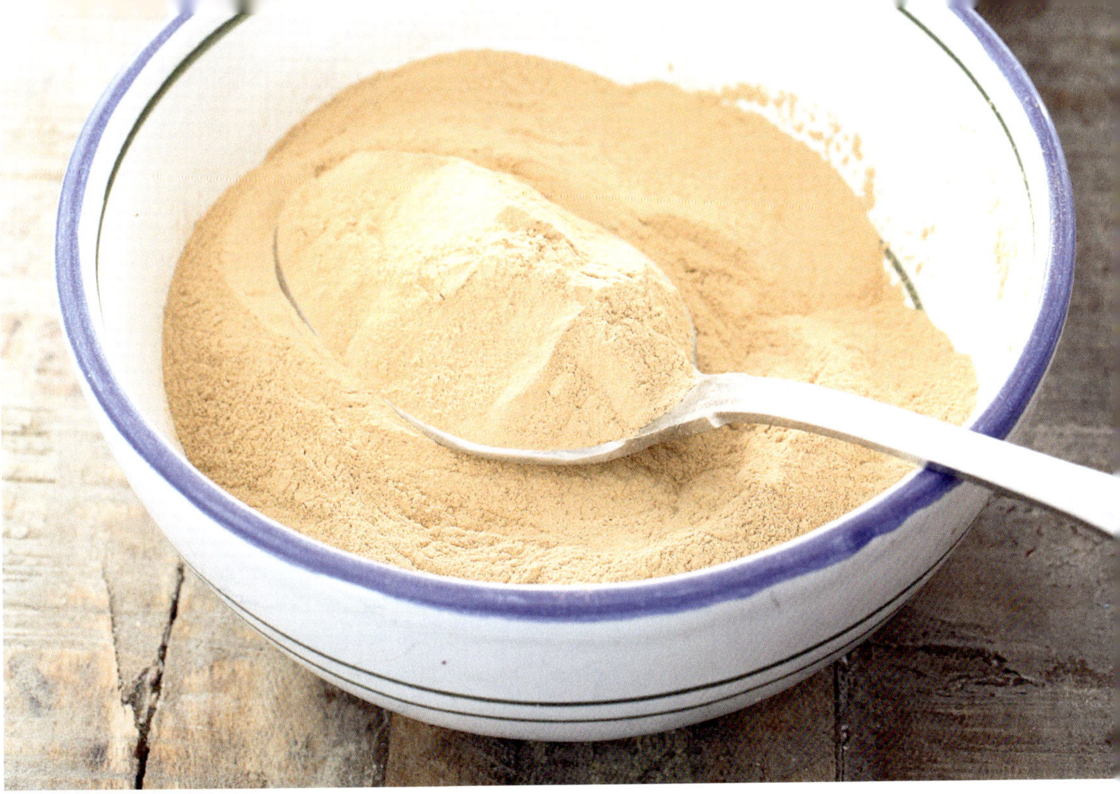

Heilerde ist wohltuend für Magen und Darm.

- Bei verstimmtem Magen und Darm eine Zeit lang **alles Reizende weglassen**: kohlensäurehaltige Getränke, Kaffee, Alkohol, Süßigkeiten, scharfe Gewürze und Fettes.

Öllappen

Ein mit Öl getränktes warmes Tuch gibt eine milde Wärme ab und kann mehrere Stunden über die Haut einwirken. Dabei wird fettes Basisöl mit ätherischen Ölen gemischt. Damit die Wärme möglichst lang gehalten werden kann, den Öllappen mit einem Wolltuch und einer Wärmflasche bedecken. Ein Öllappen kann mehrere Male verwendet werden. Vor jeder Anwendung den Lappen „sättigen“, bis er wieder nach ätherischem Öl duftet. Nicht anwenden bei Unverträglichkeiten gegen die verwendeten Öle oder bei nässenden und entzündlichen Hauterkrankungen.

KÜMMEL-ÖLLAPPEN AUF DEM BAUCH

Krampflindernd und blähungstreibend

(Größe des Öllappens: etwa 20 × 30 cm)

Das brauchen Sie

- zugeschnittene Stoffwindel oder dünnes Baumwolltuch (Taschentuch)
- fettes Öl (Mandelöl, Olivenöl, Erdnussöl)
- ätherisches Kümmelöl

Bitte beachten: Bei Kindern lediglich eine 2%ige Mischung herstellen, bei größeren Kindern eine 3%ige Ölmischung. Eine 2%ige Mischung erhält man, wenn man 20 Tropfen ätherisches Öl mit 50 ml fettem Öl mischt, eine 3%ige entsprechend bei einem Mischungsverhältnis von 30 Tropfen ätherischem Öl mit 50 ml fettem Öl.

So gehts
Erwachsene geben 60–80 Tropfen der Ölmischung auf die Kompresse und legen sie auf den schmerzenden Bauch. Darüber ein Wolltuch legen und mit einer Wärmflasche abdecken. Die Kompresse kann zwischen 30 Minuten und mehreren Stunden liegen bleiben.
Variante Je zur Hälfte Kümmel- und Fenchelöl vermischen.

Kümmel
(*Carum carvi*)

Wenn es im Darm rumort, ist Kümmel das stärkste pflanzliche Heilmittel. Krampfartige Beschwerden im Magen-Darm-Trakt, wie Blähungen und Völlegefühl, werden so gelindert, er verhindert Fäulnisprozesse im Darm und bringt die Verdauungssäfte (einschließlich Speichel, Magensaft, Galle und Bauchspeicheldrüsensekret) zum Fließen, so dass vor allem Fettes besser verdaut wird. Ätherisches Kümmelöl können Sie innerlich (1 Tropfen in Joghurt rühren) genauso wie für äußere Anwendungen (1–3 Tropfen mit 10ml Basisöl mischen, mit warmen Handflächen einreiben) hernehmen.

PFEFFERMINZTINKTUR

Bei krampfartigen Beschwerden im Magen-Darm-Bereich

Das brauchen Sie
- 25 g frisches Pfefferminzkraut (leicht angewelkt)
- 100 ml hochprozentigen Alkohol

So gehts
Grob geschnittene Pflanzenteile in ein Schraubglas geben, mit Alkohol auffüllen. Den Ansatz verschließen und mindestens zwei Wochen bei Zimmertemperatur ziehen lassen, dabei das Glas täglich wenden. Die fertige Tinktur durch ein feines Sieb gießen und in einer Braunglasflasche auffangen. Flasche beschriften und an einem dunklen Ort aufbewahren.
Dosierung Bis zu 3-mal täglich 20–30 Tropfen in Wasser verdünnt einnehmen.
Hinweise Nicht anwenden in der Schwangerschaft und in der Stillzeit sowie bei Kindern unter 12 Jahren.

Fertigpräparate Pfefferminztinktur: Pfefferminze Bio, Sargusan

MELISSENÖL-EINREIBUNG

Bei Magenbeschwerden infolge von Stress, Überforderung und Angst

Das brauchen Sie
- Basisöl (Mandel-, Oliven-, Erdnussöl)
- ätherisches Melissenöl

So gehts
Erwachsene vermischen 5 Tropfen ätherisches Melissenöl mit 95 Tropfen Basisöl, bei Kindern 2 Tropfen ätherisches Melissenöl mit 98 Tropfen Basisöl vermischen und bei kleinen Kindern von 1–3 Jahren 1 Tropfen nehmen. Die Ölmischung auf die Handflächen verteilen und mit sanften, kreisenden Bewegungen im Uhrzeigersinn auf den Bauch einreiben.

Melisse

(*Melissa officinalis*)

Die nach Zitrone duftende Pflanze hat leicht beruhigende Eigenschaften. Gleichzeitig entkrampft sie, stärkt die Nerven sowie das Herz und wirkt antiviral. Bei Verdauungsproblemen kommt sie dann zum Zug, wenn Angst und Überforderung den Magen rebellieren lassen oder es zu „Angstbauchweh“ mit Krämpfen und Blähungen kommt.

BAUCHWEHTEE MIT KAMILLENBLÜTEN

1 EL Kamillenblüten mit 1 Tasse heißem Wasser (bei Kindern 250 ml Wasser) übergießen und fünf Minuten ziehen lassen. Durch die kurze Ziehdauer wird eine Reizung der Magenschleimhaut vermieden. Bei akuter Symptomatik 3–4 Tassen täglich langsam und schluckweise zwischen den Mahlzeiten trinken. Mit der ersten Tasse bereits vor dem Frühstück, also auf nüchternen Magen, beginnen.

ROLLKUR BEI REIZMAGEN, MAGENSCHMERZEN UND MAGENGESCHWÜREN

Hemmt die Produktion von Magensäure und schützt die Schleimhaut

Bei Krämpfen im Magen und Magengeschwüren empfiehlt sich die Rollkur mit Kamillentee: 2 Tassen Kamillentee lauwarm und schluckweise trinken, zuerst fünf Minuten auf dem Rücken liegen, danach fünf Minuten rechte Seitenlage, fünf Minuten Bauchlage, anschließend fünf Minuten linke Seitenlage. Nach dem „Rollen“ möglichst noch 30 Minuten im Bett verweilen.

TEE BEI REIZMAGEN UND MAGENGESCHWÜR

Das brauchen Sie

- 60 g Kamillenblüten
- 40 g Süßholzwurzel

So gehts

1 EL Kräutermischung mit 1 Tasse kochendem Wasser übergießen, zehn bis 15 Minuten ziehen lassen. Bis zu 3 Tassen täglich davon trinken.

Süßholz

(*Glycyrrhiza glabra*)

Extrakte aus der Süßholzwurzel haben eine krampflösende Wirkung auf Magen und Darm, regulieren hier die Säuresekretion und tragen insbesondere zum Schleimhautschutz im Magen bei. Süßholz nicht überdosieren – bei längerer Anwendung und zu hoher Dosierung (ab 15 g täglich) sind Nebenwirkungen vergleichbar mit Kortison zu erwarten.

TEE BEI REIZDARMBESCHWERDEN MIT NEIGUNG ZU DURCHFALL

Das brauchen Sie

- 15 g Kamillenblüten
- 15 g Gänsefingerkraut
- 10 g Engelwurz oder Meisterwurz
- 10 g Odermennigkraut

So gehts

1 TL der Kräutermischung mit 1 Tasse heißem Wasser übergießen, sieben Minuten ziehen lassen, abseihen. Bis zu 3 Tassen täglich davon trinken.

Gänsefingerkraut
(*Potentilla anserina*)

Die kleine Pflanze aus der Familie der Rosengewächse ist reich an Gerbstoffen. Diese bilden im Darm mit Eiweißen eine unlösliche Verbindung und sind für die adstringierende Wirkung auf die Schleimhautoberfläche verantwortlich. Zudem helfen sie, eine oberflächliche Schutzschicht auf der Schleimhaut zu bilden. Toxische Substanzen und krankmachende Keime können sich so nicht ansiedeln.

BLÄHUNGS- UND VERDAUUNGSFÖRDERNDER TEE FÜR KINDER

Das brauchen Sie

- 30 g Melissenblätter
- 25 g Fenchelfruchte, frisch gemörsert
- 25 g Pomeranzenblüten

So gehts

1 TL (bei kleinen Kindern ½ TL) der Mischung mit 250 ml siedendem Wasser übergießen, sieben Minuten ziehen lassen, abseihen und verteilt über den Tag hinweg geben.

Gänsefingerkraut schützt die Schleimhäute.

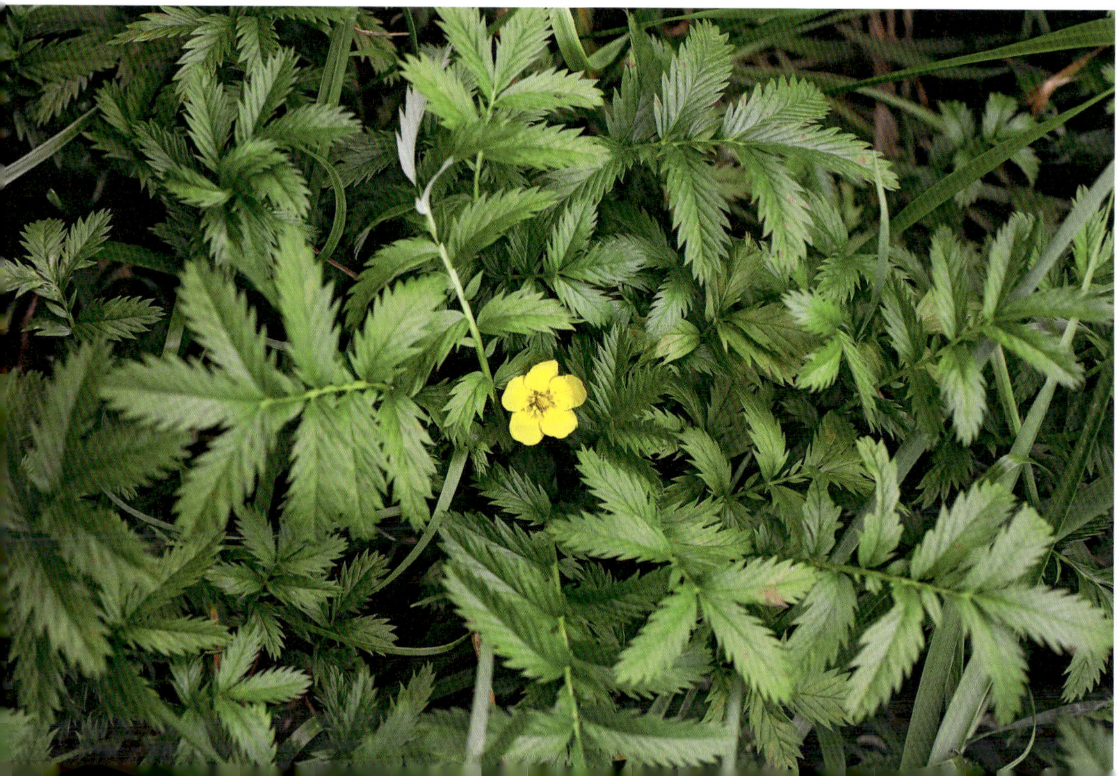

BLÄHUNGEN UND AUFSTOSSEN BEI ERWACHSENEN

Das brauchen Sie

- 20 g Engelwurz/Angelikawurzel
- 20 g Kalmuswurzel
- 20 g Melissenblätter

So gehts

1 gehäuften TL der Mischung mit 1 Tasse kochendem Wasser überbrühen, 15 Minuten ziehen lassen. Nach dem Mittag- und Abendessen je 1 Tasse Tee trinken.

Engelwurz
(*Angelica archangelica*)
und Kalmus
(*Acorus calamus*)

> Beide Pflanzen gehören zu den sogenannten „Bitterstoffdrogen“.
> Die mächtige **Engelwurz** gilt seit alters her als verdauungsanregendes und krampflösendes Mittel. Die Zubereitungen regen die Produktion von Gallensäure, Magensaft und Enzymen der Bauchspeicheldrüse an, dadurch sind sie appetitanregend und bringen die Verdauung auf Trab. Ihre ätherischen Öle desinfizieren den Magen-Darm-Trakt und wirken gegen Viren und Bakterien.
> **Kalmus** ist eine Ufer- und Sumpfpflanze. Wurzelextrakte wirken sekretionsfördernd auf den Magen, die Schleimstoffe machen den Magen unempfindlicher gegen Reize. Kalmus ist geeignet für empfindliche sowie für ältere Menschen.

BAUCHSCHMERZEN DURCH VERSTOPFUNG

Tee mit abführender Wirkung zur Kurzzeitanwendung

Das brauchen Sie

- 30 g Rhabarberwurzel
- 10 g Enzianwurzel
- 10 g Kalmuswurzel

So gehts

1 TL der Mischung mit 250 ml siedendem Wasser übergießen, fünf bis zehn Minuten ziehen lassen. Abends vor dem Schlafengehen 1 große Tasse trinken.

Medizinalrhabarber
(*Rheum palmatum*)
und Gelber Enzian
(*Gentiana lutea*)

> **Medizinalrhabarber** wirkt stuhlerweichend, sein Haupteinsatzgebiet ist die Verstopfung. Darüber hinaus hat er zusammenziehende und entzündungshemmende Eigenschaften.
> **Enzianwurzeln** gehören zu den heimischen Heilpflanzen mit dem höchsten Bitterwert. Sie fördern die Ausschüttung von Galle, Pankreassaft und die Säureproduktion im Magen – durch die intensivierte Durchblutung der Schleimhaut entwickelt sich ein Wärmegefühl im Magen, es kommt zur schnelleren Magenentleerung. Gleichzeitig werden die Bewegungen im Magen und Dünndarm angeregt.

MIGRÄNE

„Wie ein tosendes Gewitter im Kopf" – so kann sich eine Migräne anfühlen. Wer schon mal eine Migräneattacke erlebt hat, weiß, wie schmerzvoll das ist. Jeder fünfte Mensch in Deutschland kennt solche Anfälle. Dabei ist eine eindeutige Häufung bei Frauen zu erkennen. Die Migräne ist ein starker, anfallartiger, häufig einseitiger Kopfschmerz mit pulsierendem oder pochendem Charakter, der in unregelmäßigen Abständen wiederkehrt.

Eine Migräne kommt nicht immer aus heiterem Himmel. Etwa 30 % der Betroffenen durchlaufen die Vorbotenphase. Man fühlt sich irgendwie anders als sonst: Stimmungsänderungen mit euphorischer Hochstimmung, eine besondere Leistungsfähigkeit, eine grundlos schlechte Laune oder depressive Momente zählen dazu. Andere Menschen entwickeln einen unglaublichen Hunger auf Süßes, haben Verstopfung oder Durchfall, sind schläfrig

Bei Migränepatienten liegt die Angst vor dem nächsten Anfall wie ein drohender Schatten über ihnen.

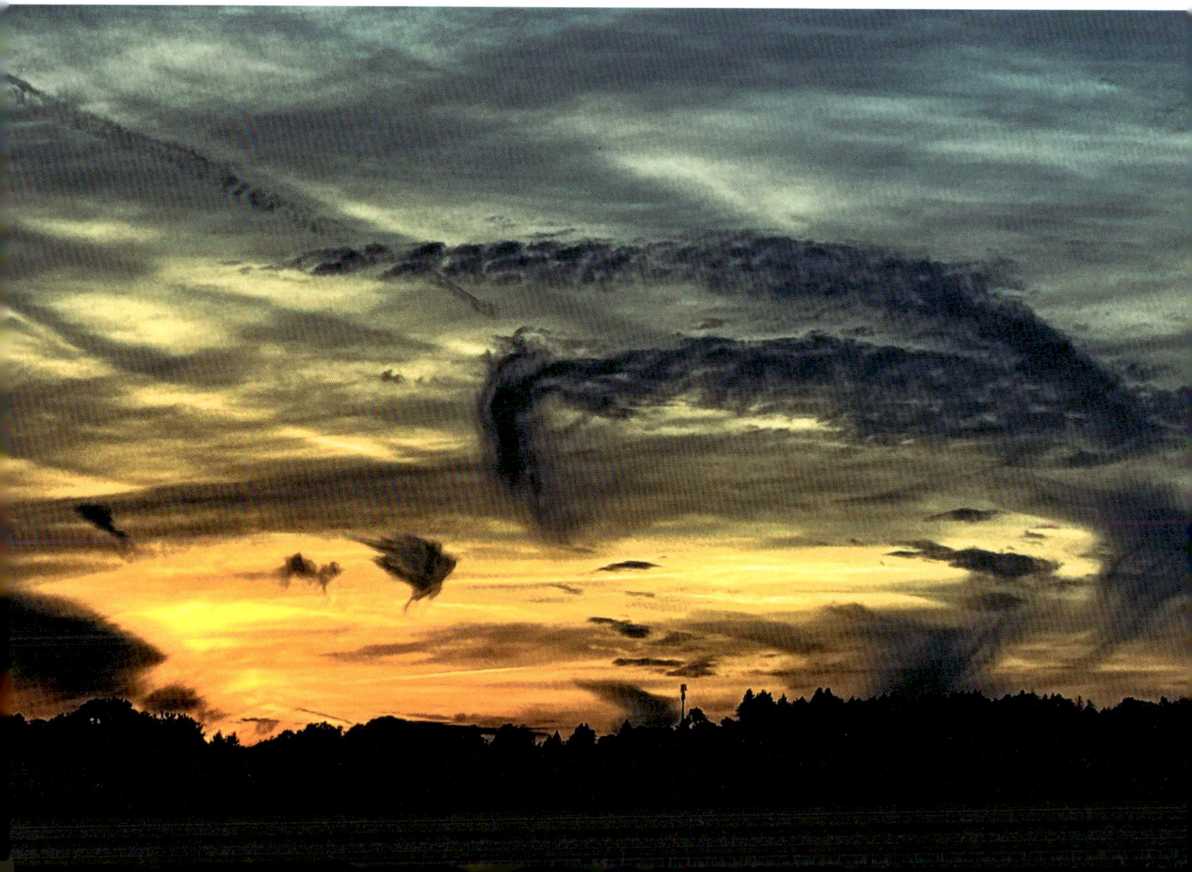

oder bemerken, dass Hände und Füße anschwellen.
Die Kopfschmerzattacken beginnen meist in den frühen Morgenstunden und dauern zwischen vier und 72 Stunden an. Körperliche Aktivität verstärkt zumeist die Beschwerden. Bei rund zehn bis 20 % der Betroffenen treten zu den Kopfschmerzen zusätzlich vegetative Begleitsymptome wie Übelkeit und Erbrechen oder neurologische Anzeichen auf: Augenflimmern oder Fühl- oder Wortfindungsstörungen. Dann spricht man von einer Migräne mit Aura. Alltägliches wird dann zur Qual. Die als Aura bezeichneten Ausfallerscheinungen dauern zwischen zehn und 60 Minuten an. An Sport ist dann nicht zu denken, und viele Betroffene werden überempfindlich gegen Licht, Lärm oder Gerüche.
Die komplizierten biologischen Prozesse der Migräne sind noch nicht restlos geklärt. Entzündliche Vorgänge an den Blutgefäßen im Gehirn und der Hirnhaut ausgelöst durch Botenstoffe sind an dem Geschehen mitbeteiligt. Sogenannte „Migräne-Trigger" bringen den Ball aber erst ins Rollen.

Zum Arzt Vorsicht bei plötzlich auftretenden, länger anhaltenden Symptomen. Setzen die Kopfschmerzen plötzlich ein, halten länger an und zeigen sich zu den Schmerzen begleitende Symptome wie Bewusstseinsstörungen, Sehstörungen oder sogar Lähmungen, sollte man so schnell wie möglich einen Arzt/Notarzt aufsuchen.

Unterstützende Maßnahmen

- **Persönliche Auslösefaktoren** (Migräne-Trigger) erkennen und vermeiden sollte an erster Stelle stehen; die Medikamente sollten der zweite Schritt sein. Ein Tagebuch kann helfen, die einflussnehmenden Faktoren herauszufinden. Histamin kann beispielsweise die Migräne triggern. Nahrungsmittel wie Rotwein, Schokolade, Hartkäse, Sauerkraut, Thunfisch, Geräuchertes oder auch Konservierungsstoffe sollten dann gemieden werden. Weitere Migräne-Trigger sind natürliche Hormonschwankungen am Ende des monatlichen Zyklus oder ganz allgemein Stress. Die Therapie erfolgt durch eine hierfür ausgebildete Heilpraktikerin.
- **Flüssigkeitsmangel** ist ein weiterer Migräne-Trigger. Folglich lohnt es sich, bei Migräne auf die Trinkmenge zu achten.
- **Guarana** – für die „Koffein-Liane" sind krampflösende, entzündungshemmende und gerinnungshemmende Eigenschaften bekannt. Je nach individueller Verträglichkeit bis zu 2 g pro Tag in 600 ml Flüssigkeit (Getreidekaffee, Kakao, Tee, Milchshakes, Smoothies) verrührt einnehmen. Guarana-Pulver ist in gut sortierten Reformhäusern oder online erhältlich.
- **Flachgüsse**, kalt, warm oder wechselwarm (mit so wenig Druck verabreicht, dass das Wasser wie eine gleichmäßige Platte am Körper herabfließt) oder wechselwarme Fußbäder können bei Migräne helfen. Die Wasseranwendungen trainieren insbesondere die kleinen Blutgefäße und die Haargefäße (Kapillaren). Dabei gilt: Kältereize sollten nur am warmen Körper und auf warmer Haut erfolgen.
- **Vitalstoffe zuführen:** Omega-3-Fettsäuren (enthalten in Seefischen, Pflanzenölen) gelten als Entzündungshemmer. Davon darf bei Migräne reichlich konsu-

miert werden. Magnesium gilt als „Anti-Stress-Mineral" und kann Krämpfen vorbeugen. Gemüse, Vollkornprodukte, Hirse, Nüsse und magnesiumreiche Mineralwässer sollten daher auf dem Speiseplan stehen. Eine Nahrungsergänzung mit Alpha-Liponsäure, Coenzym Q10, dem Vitamin-B-Komplex, Vitamin C und Vitamin E kann sinnvoll sein. Lassen Sie sich von Ihrer Heilpraktikerin beraten.

> **Entspannungsverfahren** und Übungen zur Körperwahrnehmung wie Autogenes Training, Atemübungen, Yoga oder Tai-Chi haben sich bewährt.

MUTTERKRAUTPULVER SELBST GEMACHT

Migräneprophylaktikum

In den Studien wurden die besten Erfolge mit dem zerriebenen Pulver der Mutterkrautblätter erreicht. Dafür das getrocknete Mutterkraut im Mörser fein pulverisieren und kurmäßig einmal am Tag eine Messerspitze des Pulvers mit einem halben Löffel Honig einnehmen.

MIGRÄNETEE

Das brauchen Sie

> 40 g Mutterkrautblätter
> 30 g Melissenblätter
> 25 g Pfefferminzblätter
> 5 g Lavendelblüten

So gehts

1 TL der Mischung mit 1 Tasse siedend heißem Wasser überbrühen, sieben Minuten bedeckt ziehen lassen, abseihen. Bis zu 3 Tassen über den Tag verteilt trinken.

KOMPRESSE MIT SENFMEHL

Bei beginnender Migräne (Anwendung als Nacken- oder Wadenkompresse)

Das brauchen Sie

> Senfpulver (50 g für die Nackenkompresse, 100 g für die Kompressen für beide Waden)
> warmes Wasser (max. 45 °C; zu heißes Wasser zerstört die Wirksubstanzen)
> kleine Schüssel
> Löffel
> Küchenpapier oder Stofftuch
> Geschirrtuch oder Stoffwindel
> Pflegeöl zum Nachfetten der Haut

So gehts

Rühren Sie das Senfmehl in einer Schüssel mit gerade so viel warmem Wasser an, dass ein sämiger Brei entsteht. Streichen Sie den Brei messerrückendick (1–2 cm) auf ein Küchenpapier. Formen Sie daraus ein Päckchen und legen Sie es als Kompresse in den Nacken oder auf die Waden auf (am besten mit einem Schal fixieren). Wichtig: Die Senfmehlauflage zunächst maximal fünf bis sieben Minuten auflegen. Bei guter Verträglichkeit können es bis zu zehn Minuten sein. Viele Menschen bemerken schon nach zwei bis drei Minuten einen starken Wärmereiz oder ein Brennen. Dann noch kurz aushalten, um die gewünschte Wirkung zu erzielen. Danach entfernen und die Hautstelle gleich nachölen.

Hinweis Bitte seien Sie vorsichtig bei hautempfindlichen Menschen wie auch bei vorgeschädigter Haut.

Gegenanzeigen Nicht anwenden bei Sensibilitätsstörungen (zum Beispiel bei Diabetikern), bei Kindern unter sechs

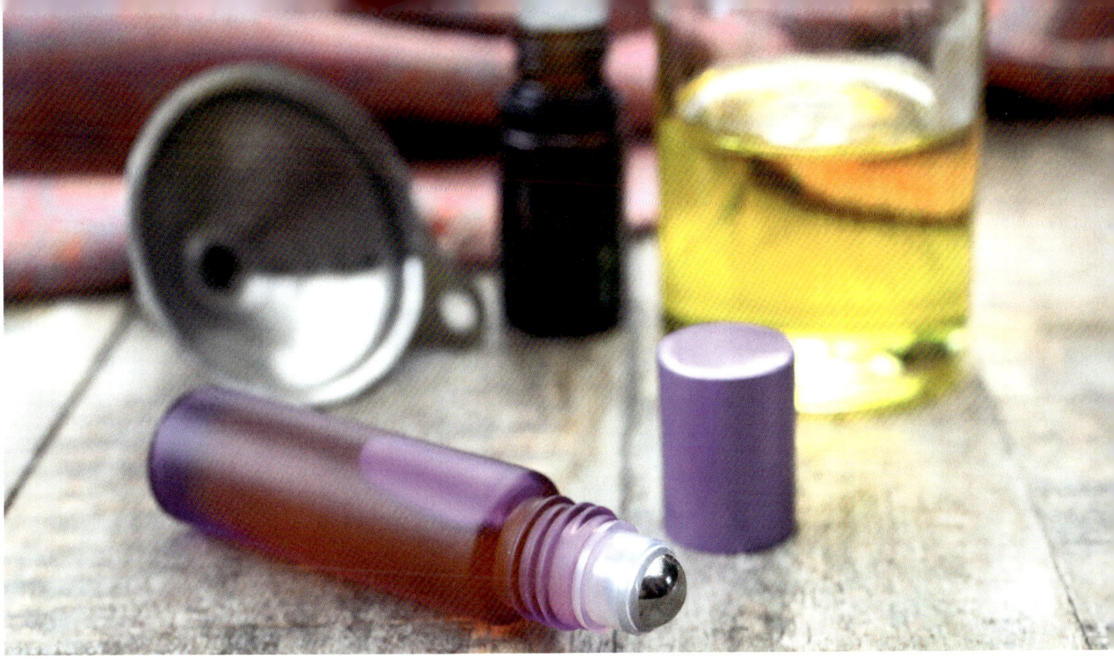
Roll-on mit Ingweröl.

Jahren, bei Schwangeren und in der Stillzeit.
Nebenwirkungen Bei zu langer bzw. falscher Anwendung oder Überdosierung sind schmerzhafte Hautreizungen möglich bis hin zur Blasenbildung. Die flüchtigen Senföle können zudem starke Reizungen der Augen, Nase und Bronchien (Asthmaanfälle) auslösen.
Variante Statt Senfmehl 5 cm Meerrettichwurzel reiben, die Raspeln in ein Taschentuch einschlagen und, bis es brennt, maximal drei bis fünf Minuten in den Nacken legen (im Bereich zwischen dem sechsten und siebten Halswirbel). Meerrettich hat eine noch stärker durchblutungsfördernde Wirkung als Senfmehl. Eine zu lange Anwendung kann zu Blasenbildung der Haut führen.

INGWERTEE

Ein daumengroßes Stück Ingwerknolle – möglichst aus biologischem Anbau – erst kurz vor der Zubereitung dünn aufschneiden. Den Ingwer mit 1 l siedend heißem Wasser aufgießen. Je länger die Ziehzeit, desto schärfer wird der Tee. Fünf bis zehn Minuten sollte der Tee aber auf jeden Fall ziehen. In eine Thermoskanne abfüllen und über den Tag verteilt trinken.

ROLL-ON MIT INGWERÖL

Das brauchen Sie
- 5 Tropfen ätherisches Ingweröl
- 10 ml Jojobaöl
- 1 10-ml-Roll-on-Fläschchen

So gehts
Für die Herstellung eines selbst gemachten Kopfschmerz-Roll-ons das ätherische Ingweröl in das Roll-on-Fläschchen füllen, dann mit Jojobaöl auffüllen, verschließen und das Fläschchen mit lockeren Handbewegungen schwenken, damit sich beide Substanzen verbinden. Bei Bedarf auf die Schläfen, die Stirn, den Nacken oder aufs Handgelenk auftragen und den Duft inhalieren.

OHRENSCHMERZEN

Unser Hörorgan ist sehr komplex und dementsprechend auch äußerst empfindlich. Da sich in den Ohren viele Nervenenden befinden, können schon kleinere Störungen Beschwerden auslösen. Ohrenschmerzen können viele verschiedene Ursachen haben. Aus einer Erkältung, einer Grippe oder einem Besuch im Schwimmbad kann die häufigste Ohrerkrankung resultieren: die akute Mittelohrentzündung. Bakterien oder Viren steigen dann vom Nasen-Rachen-Raum in das Mittelohr auf. Gerade Kinder leiden oft unter Ohrenschmerzen, da bei ihnen die sogenannte Ohrtrompete, also die Verbindung zwischen Ohr und Nase, noch relativ kurz ist. Bei einer Mittelohrentzündung kommt es zu einseitigen, pulsierenden, meist starken Schmerzen, häufig mit Fieber, Hörstörungen und Druckgefühl. Bei bakteriellen Infektionen sammelt sich Eiter hinter dem Trommelfell. Durch den Druck kann das Trommelfell reißen und der Eiter fließt ab. Nach dem Durchbrechen des Eiters hören die Schmerzen rasch auf.

Aber auch ein entzündeter Gehörgang oder Verletzungen durch mechanische Reize können die Schmerzen im Ohr begründen. In einigen Fällen liegen die Ursachen der Beschwerden überhaupt nicht im oder am Ohr, sondern entstehen beispielsweise durch Mandelentzündungen oder fehlbelastete Kiefergelenke (oft nach Zahnoperationen).

Zum Arzt Bei anhaltenden und/oder starken Ohrenschmerzen sollte ein Arzt oder eine Ärztin aufgesucht werden. Auch Begleiterscheinungen wie hohes Fieber,

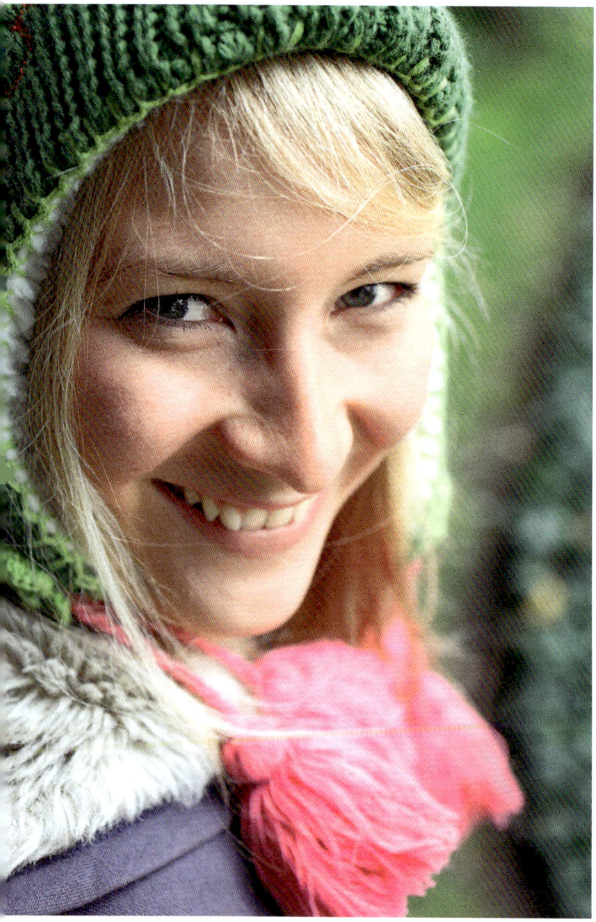

Warm eingepackt – so mögen es empfindliche Ohren.

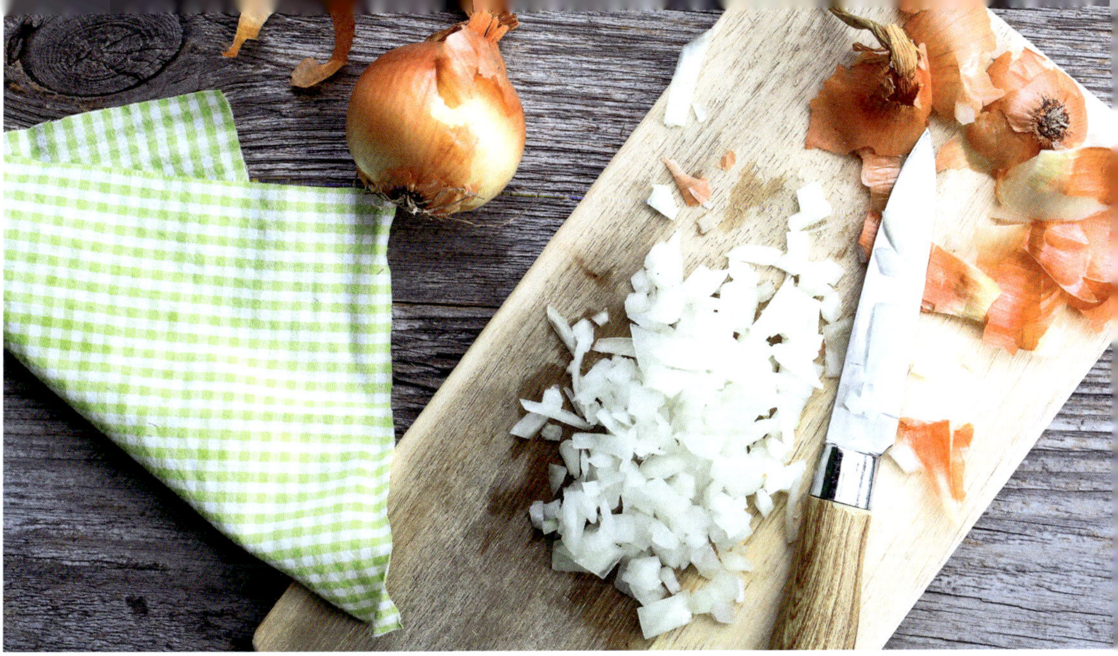

Zutaten für das Zwiebelsäckchen.

Schwerhörigkeit oder Ausfluss aus dem Ohr sollten medizinisch abgeklärt werden. Bei Kindern mit Ohrenschmerzen sollte stets ärztlicher Rat eingeholt werden.

Unterstützende Maßnahmen

- Machen Sie es sich und Ihren Ohren kuschelig. Wenn Sie sich unwohl fühlen, ist **Ruhe und Schlaf** eine begleitende Maßnahme, damit die Entzündung ausheilen kann. Gönnen Sie sich auch bei schmerzenden Ohren eine erholsame Auszeit.
- **Wärmeanwendungen** mit einer Rotlichtlampe oder einem warmen Körnerkissen sind meist wohltuend. Die Wärme erhöht die Durchblutung im betroffenen Ohr und regt den Stoffwechsel an. Dadurch können Ohrenschmerzen gelindert werden, weil Abbauprodukte wie etwa Entzündungssekrete besser abfließen können.
- Die Schmerzen werden meist erträglicher, wenn Sie den **Kopf höher lagern** und mit dem kranken Ohr nach unten liegen. So können die Sekrete besser abfließen.
- **Trinken** Sie viel Flüssigkeit, damit Erreger über den Urin ausgespült werden.

WARMES ZWIEBELSÄCKCHEN

Mit schleimhautabschwellendem Effekt

Das brauchen Sie

- 1 rohe Zwiebel (möglichst aus biologischem Anbau)
- 1 dünnes Tuch, zum Beispiel ein Stofftaschentuch
- Schal oder Stirnband zum Fixieren

So gehts

Zwiebel fein hacken, in das Stofftaschentuch füllen, verknoten. Erwärmen Sie das „Zwiebelsäckchen", indem Sie es zum Beispiel in einem Sieb über Wasserdampf halten. Legen Sie das warme Zwiebelpaket auf das schmerzende Ohr, sodass auch der Knochenanteil hinter dem Ohr bedeckt ist. Mit einem Stirnband oder einem herumgebundenen Schal können

Sie die wärmende Auflage fixieren. Das Säckchen kann so lange liegen bleiben, wie er als angenehm empfunden wird. 20 Minuten bis zu 1 Stunde sind hier möglich. Idealerweise mehrmals täglich wiederholen.

Varianten Bei Sausen im Ohr und unruhigen Kindern: 1 Tropfen Lavendelöl auf die Zwiebelscheiben tropfen. Anwendung wie oben angegeben.

Bei Erwachsenen Statt der Zwiebel mehrere Knoblauchzehen mit einer Knoblauchpresse zu einem Brei zerdrücken und wie beim Zwiebelsäckchen anwenden.

Zwiebel

(Allium cepa)

Die Zwiebel enthält Schwefelverbindungen mit antibiotischen, schmerz- und entzündungshemmenden wie auch wärmenden Effekten. Sie wird zur lokalen Schmerzlinderung gebraucht. Ebenso können Zwiebelstücke in den Socken dazu beitragen, die Durchblutung der Füße zu verbessern und den Körper zu stärken. Hinweis: Zwiebelanwendungen riechen stark. Deshalb hin und wieder den Raum lüften, um den Geruch zu neutralisieren.

DAMPFBAD MIT KAMILLEN- UND HOLUNDERBLÜTEN

1 gehäuften EL Kamillenblüten und 2 EL Holunderblüten mit 1 l kochendem Wasser überbrühen, den Sud zugedeckt einige Minuten stehen lassen. Den Topf mit dem Sud auf einen Stuhl stellen und das schmerzende Ohr für rund fünf Minuten über den Wasserdampf halten. Zur Wirkverstärkung ein großes Badetuch als Dampfzelt verwenden. Nach der Anwendung das Ohr mit einem Schal umhüllen.

Vorsicht Dampf und Topf sind heiß. Um Verbrennungen vorzubeugen, ausreichend Abstand halten.

INHALATION MIT THYMIAN

Bei gleichzeitiger Schleimansammlung in den oberen Atemwegen

Eine Inhalation mit Thymian beruhigt, wärmt und durchblutet den Mund- und Rachenraum, löst vorhandenen Schleim, sorgt für einen verstärkten Abtransport von Giftstoffen und desinfiziert gleichzeitig. 1–2 gehäufte EL Thymiankraut mit 2 l heißem Wasser übergießen und die Dämpfe etwa zehn Minuten einatmen. Atmen Sie über Mund und Nase den heißen Dampf ein. Halten Sie mit Ihrem Gesicht immer etwa zwei Handbreit Abstand zum heißen Wasser, damit Sie sich nicht verbrühen.

ENTZÜNDUNGSHEMMENDE TEEMISCHUNG

Unterstützend bei Mittelohrentzündung

Das brauchen Sie

- 50 g Holunderblüten
- 25 g Lindenblüten
- 25 g Mädesüßkraut

So gehts

1 EL der Mischung mit 150 ml heißem Wasser übergießen, abgedeckt zehn Minuten ziehen lassen und abgießen. Bis zu drei Tassen täglich davon trinken.

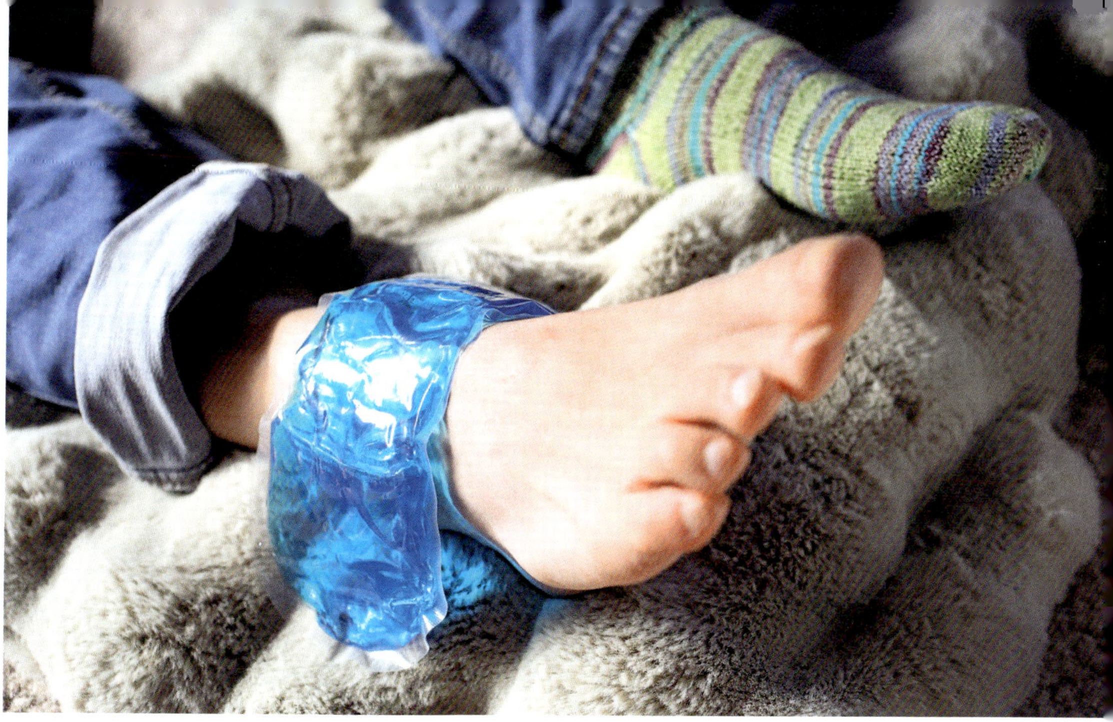

Erste Maßnahme bei einer Prellung, Verstauchung oder Zerrung: Den verletzten Körperteil hochlagern und kühlen.

PRELLUNGEN, VERSTAUCHUNGEN, ZERRUNGEN

Gestürzt, gestoßen, geschrammt: Prellungen, Verstauchungen, Muskelzerrungen und Muskelfaserrisse sind häufig die Folge von Sportverletzungen oder sie entstehen im Alltag. Während Prellungen durch eine stumpfe Gewalteinwirkung entstehen, sind Verstauchungen und Zerrungen auf eine Überdehnung der Bänder bzw. Muskeln zurückzuführen. Eine Verstauchung bzw. Zerrung kann man sich leicht zuziehen, wenn zum Beispiel der Fuß umknickt oder man auf die Hand fällt.
Neben den Schmerzen und der Schwellung entstehen dabei häufiger Blutergüsse. Oft ist das geprellte Areal gerötet und druckempfindlich. Durch die Quetschung und Verletzung können Blutgefäße einreißen und Blut tritt ins Gewebe aus – sichtbar als roter oder blauer Fleck (Hämatom). Der Bluterguss wird nach ein paar Tagen schwärzlich grün und später gelb. Unter der Haut kann sich eine Schwellung (Ödem) bilden. Dabei tritt Flüssigkeit aus den verletzten Blutgefäßen und Lymphgefäßen aus. Es kann einige Tage dauern, bei schweren Verletzungen und je nach Körperregion auch wenige Wochen, bis die blauen Flecken verschwunden sind.

Plötzlich einsetzende und anschließend anhaltende intensive Schmerzen im Bereich der Lendenwirbelsäule, die manchmal bis in die Beine ausstrahlen, werden Hexenschuss oder Lumbago genannt. Dabei handelt es sich um Zerrung oder Verspannung der Rückenstreckermuskulatur nach ungeschickter Bewegung bzw. nach zu schwerem oder falschem Heben.

Zum Arzt Um auszuschließen, dass es sich um einen Bänder- oder Kapselriss oder gar einen Knochenbruch oder bei Hexenschuss um einen Bandscheibenvorfall handelt, sollten Sie zur Sicherheit stets einen Arzt aufsuchen. Das gilt insbesondere bei Taubheits- oder Lähmungsgefühl. Neben der Anamnese kommen bildgebende Verfahren wie Röntgen oder MRT zum Einsatz.

- **Unterstützende Maßnahmen**
  PECH-Regel, erste Hilfe bei leichten Verletzungen:
  - **P**ausieren – einige Minuten Pause einlegen, aktuelle Tätigkeit unterbrechen und betroffenen Körperteil ruhigstellen.
  - **E**is – so schnell wie möglich circa 15 Minuten kühlen. Ein kalter Umschlag oder ein Kühlpad genügen, denn es darf nicht zu Erfrierungen kommen. Deshalb Eis nie direkt auf die Haut auflegen.
  - **C**ompression – verletzten Körperteil mit einem Druckverband versorgen. Dadurch können größere Blutergüsse vermieden werden.
  - **H**ochlagern – Körperteil mit der verletzten Region hochlagern, am besten über der Höhe des Herzens. Flüssigkeit, die in das umliegende Gewebe austritt, kann so besser abtransportiert werden, und das reduziert die Schwellung.
- **Umschläge mit essigsaurer Tonerde:** Geben Sie 1 EL essigsaure Tonerde (Aluminiumacetat) auf ¼ l heißes Wasser, tränken Sie damit ein Baumwolltuch, wickeln Sie es um die schmerzende Stelle bzw. legen Sie es auf den betroffenen Körperbereich. Darüber kommt ein zweites trockenes Tuch aus Baumwolle oder Leinen, zum Schluss folgt ein Wolltuch. Bei Bedarf wird der Umschlag mit Pflaster oder Mullbinden befestigt.
- **Magnesiumöl-Zechstein** mit natürlichem Magnesiumchlorid regeneriert und entspannt bei Muskelverspannungen und Zerrungen. Es kann lokal angewendet werden. 5–10 Sprühstöße auf die Haut sprühen und einmassieren. Den Kontakt mit Augen, Schleimhäuten, offenen Wunden oder frisch rasierten Arealen meiden.

Fertigpräparat Magnesiumöl Vital Zechstein, Cadida

ARNIKA-ESSENZ

Kühlt und lindert Schmerzen, hilft bei Blutergüssen

Das brauchen Sie

- Arnika-Essenz (Weleda, Wala)
- Innentuch
- Außentuch
- Sicherheitsnadeln zum Fixieren

So gehts
Das Innentuch auf die gewünschte Breite zusammenlegen. 1 EL Arnika-Essenz auf ¼ l Wasser geben. Das Innentuch damit tränken, kräftig auswringen und auf die verletzte Stelle legen. Rasch und vollständig mit dem Außentuch umhüllen und gegebenenfalls mit den Sicherheitsnadeln fixieren.
Hinweise Die Anwendungsdauer von 15–30 Minuten sollte nicht überschritten werden. Anwendungen über längere Zeit können vor allem bei vorgeschädigter Haut eine Hautreizung bis hin zur Blasenbildung verursachen.
Alternative Selbst hergestellte Arnika-Kompresse: 1 Handvoll Arnikablüten und -blätter (aus eigenem Anbau!) mit 1 l Wasser aufkochen, zehn Minuten sanft köcheln, abseihen, den Sud abkühlen lassen. Wie oben angeben auf Quetschungen und Prellungen kalt anbringen.

Kühlen oder wärmen?

Direkt nach dem Sturz oder einer Sportverletzung helfen kühle Anwendungen gegen Schmerzen und die entstehende Schwellung. Später kann aber Wärme günstig sein. Sie steigert die Durchblutung und beschleunigt den Heilungsprozess. Wie viel Wärme gut tut, sollten die Betroffenen je nach Gefühl selbst entscheiden. Sind die Muskeln geprellt, kann eine Muskelverhärtung die Folge sein. Sie lässt sich später, also zwei bis drei Tage nach dem Unfall, gut mit sanfter Massage oder Wärme behandeln.

WÄRMENDER SCHULTER-NACKEN-WICKEL MIT ARNIKA

Nach Halswirbelsäulen-Trauma, Schleudertrauma, bei Muskelhartspann

Das brauchen Sie
- 2 EL Arnika-Essenz (Wala, Weleda)
- ½ l heißes Wasser (ca. 50 °C)
- Innentuch (2-fach gefaltet)
- Zwischentuch
- Außentuch aus Wolle
- Wärmflasche
- Schüssel

So gehts
Arnika-Essenz in das heiße Wasser geben, das zusammengelegte Tuch darin tränken und gut auswringen. Das Innentuch enganliegend auf die Halswirbelsäule auflegen (oben: Nackenhaargrenze; unten: einige Zentimeter unterhalb des siebten Halswirbels). Die Haare sollten möglichst nicht nass werden. Das trockene Zwischentuch horizontal über die Schulter und Nacken legen. Mit dem Außentuch aus Wolle genauso verfahren. Dauer der Anwendung: 30 Minuten (nicht überschreiten!), Nachruhzeit: weitere 30 Minuten.

BEINWELLSALBE SELBST GEMACHT

Bei jeder Art von Sportverletzung

Das brauchen Sie
- 20 g frische oder 10 g getrocknete Beinwellwurzel
- 200 ml Olivenöl
- 20 g Bienenwachs

So gehts

Die gewaschenen und gesäuberten Wurzeln in feine Stücke schneiden oder raspeln. Olivenöl in einem Töpfchen erhitzen, die Wurzelstücke dazugeben und alles bis auf etwa 70 °C erwärmen. Nach 30 Minuten die Wurzelstücke unter Rühren durch ein Leinentuch abseihen. Anschließend das Tuch gut auspressen. Nun das Bienenwachs im warmen Ölgemisch zum Schmelzen bringen. Den Topf vom Herd nehmen und so lange rühren, bis die Mischung halbfest geworden ist. In ein Salbendöschen füllen und beschriften. Kühl gelagert ist die Salbe bis zu einem Jahr haltbar.

Streichen Sie den entstandenen Brei etwa 1–2 cm dick auf ein Tuch. Legen Sie das Tuch vorsichtig auf das Gelenk oder die schmerzende Stelle, befestigen Sie den Wickel mit einer Mullbinde oder einem dünnen Tuch.

Fertigpräparate Beinwellsalben oder -gele aus der Apotheke (Kytta-Schmerzsalbe, Traumaplant Schmerzcreme). Diese Produkte sind eine echte Alternative zur selbst hergestellten Beinwellsalbe, da sie keine Pyrrolizidine enthalten.

Beinwellwurzel.

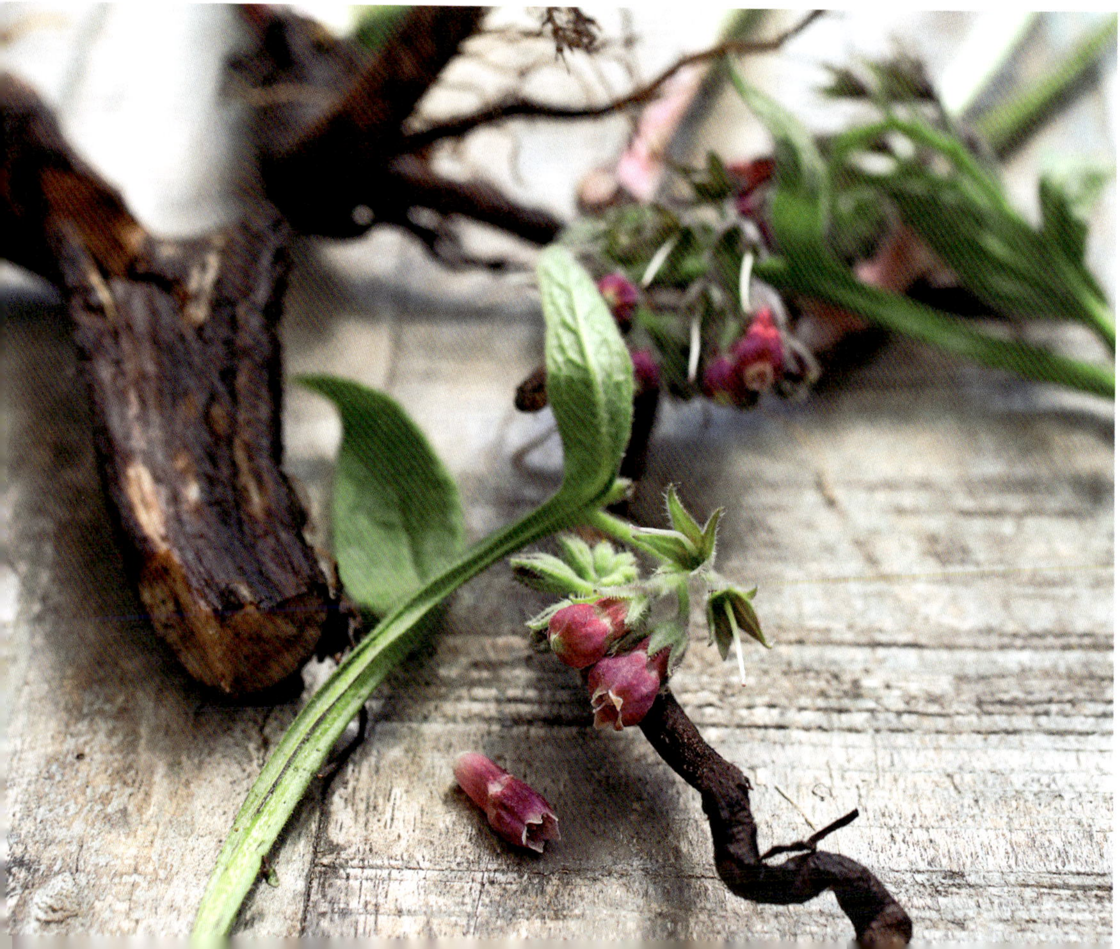

REGELSCHMERZEN

Besonders an den ersten Tagen der Periode kennen Mädchen und Frauen Krämpfe und Schmerzen im Unterbauch, die bis in den Rücken oder die Beine ausstrahlen können. Bei einigen gesellen sich Kopfschmerzen und Migräne hinzu (siehe auch Seite 43 und 24). Regelschmerzen sind die häufigsten gynäkologischen Beschwerden überhaupt. Sie können sich ziehend, krampfartig oder dumpf anfühlen. Bei etwa 10 % der Frauen sind die Beschwerden so stark, dass sie ihren Alltag für einige Tage kaum bewältigen können. Meistens sind sie kein Grund zur Besorgnis, sondern beruhen allein auf hormonellen Veränderungen kurz vor und während der Menstruation.

Eine große Rolle bei der Schmerzentstehung spielen körpereigene Botenstoffe, die Prostaglandine. Während der Regel werden in der Gebärmutterschleimhaut vermehrt Prostaglandine gebildet. Das Zusammenziehen der Gebärmuttermuskulatur während der Periode, durch das die Schleimhaut der Gebärmutter abgestoßen wird, führt bei hohen Prostaglandinkonzentrationen entsprechend zu stärkerem Schmerz. Eine Verhütung mit der Spirale kann die Gebärmutterkontraktionen und damit die Schmerzen verstärken. Auch Verdauungsbeschwerden sind typische Begleiterscheinungen der Menstruation und können ihrerseits zu Unterleibsschmerzen führen.

Frauenärztinnen und -ärzte raten von ASS ab

Medikamente mit dem Wirkstoff Acetylsalicylsäure (ASS) hemmen die Blutgerinnung und können Blutungen verstärken. Der Berufsverband der Frauenärzte (BVF) rät daher davon ab, bei Regelschmerzen zu ASS zu greifen.

Zum Arzt Wenn Sie nicht sicher sind, ob Ihre Unterbauchschmerzen möglicherweise doch einen anderen Auslöser haben, sollten Sie medizinischen Rat einholen. Das gilt vor allem, wenn die Schmerzen ungewöhnlich stark sind, in andere Regionen ausstrahlen, die Bauchdecke verhärtet ist, der Darm verstopft ist oder Fieber hinzukommt.

Unterstützende Maßnahmen

- **Wohltuende Wärme:** Durch das Auflegen von Wärmflaschen, Kirschkernkissen oder Wärmepflastern helfen Sie Ihrem Körper beim Abbau von Krämpfen und können so leichte Schmerzen lindern.
- **Entspannungsübungen und Meditation:** Sanfte Dehnübungen, etwa aus Yoga oder Tai-Chi, helfen dabei, die Muskeln des Unterleibs zu entspannen, die Durchblutung zu verbessern und Rückenschmerzen zu mildern. Auch mit Progressiver Muskelentspannung können Sie Verspannungen lösen.

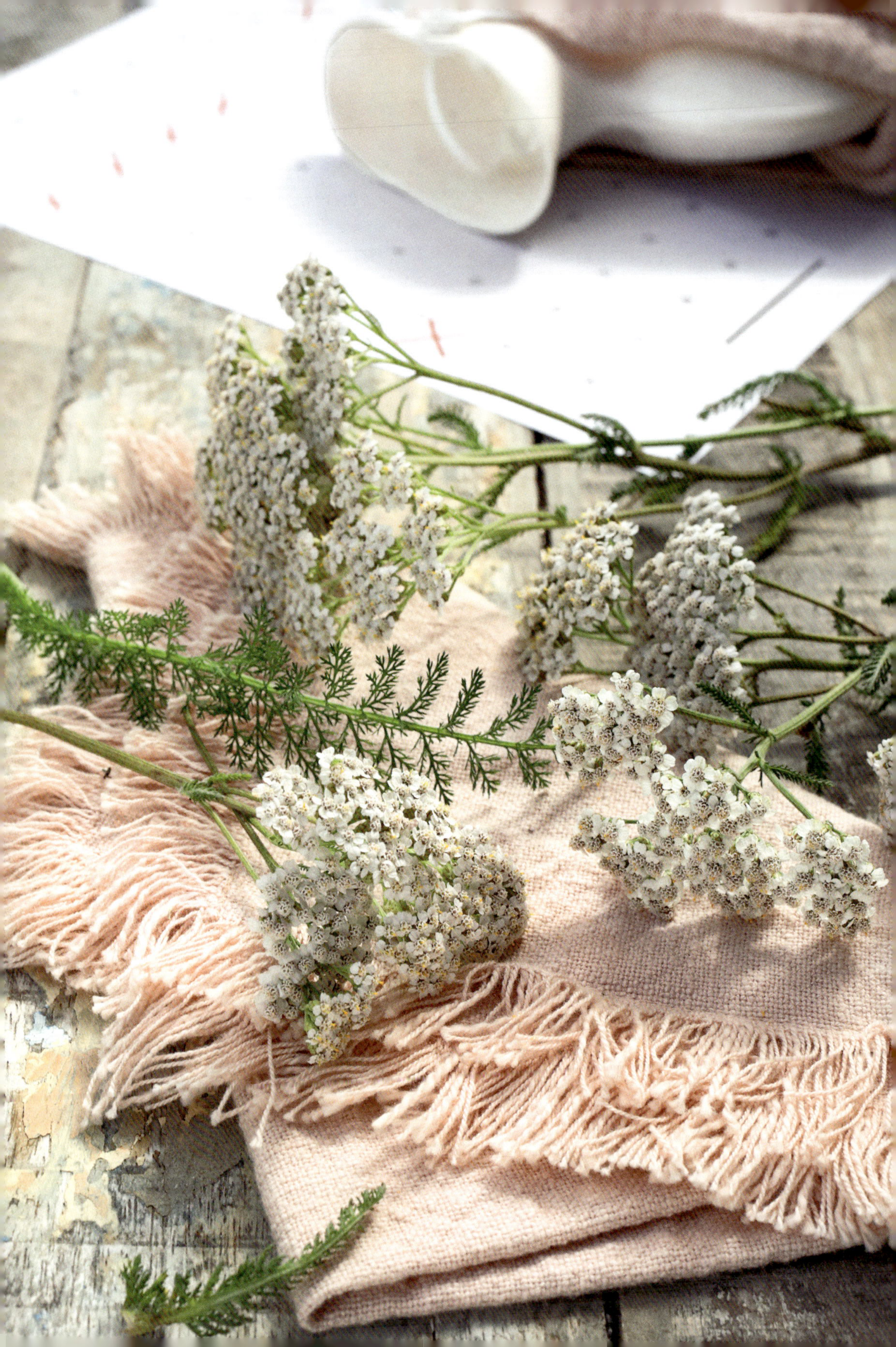

- **Ruhe oder Bewegung:** Ob darüber hinaus Ruhe oder im Gegenteil Bewegung oder Sport hilft, die Schmerzen zu überwinden, ist von Frau zu Frau unterschiedlich und kann auch von Zyklus zu Zyklus verschieden sein. Wählen Sie die für sich jeweils passende Form aus, um für mehr Wohlbefinden zu sorgen.
- **Essen und Trinken für ein gutes Bauchgefühl:** Vertragen Sie während Ihrer Periode bestimmte Lebensmittel wie Zucker, Milchprodukte oder Hülsenfrüchte schlechter? Vertrauen Sie auf Ihr Bauchgefühl und streichen Sie Ihre persönlichen Trigger kurzfristig aus Ihrem Speiseplan. Salziges kann die Wassereinlagerungen vor der Periode verstärken. Würzen Sie daher Ihre Speisen lieber mit Kräutern wie Petersilie, Wacholder oder gehacktem Brennnesselkraut.

KLASSISCHE TEEMISCHUNG BEI SCHMERZHAFTER REGELBLUTUNG

Das brauchen Sie

- 30 g Schafgarben-Triebspitzen
- 30 g Gänsefingerkraut
- 10 g Kamillenblüten
- 20 g Frauenmantelkraut

So gehts

1 TL der Mischung mit 1 Tasse kochendem Wasser übergießen, acht Minuten zugedeckt ziehen lassen, abseihen. Bereits eine Woche vor der Regelblutung mit der Anwendung beginnen und die Anwendung am Ende des Zyklus absetzen. Bis zu 3 Tassen täglich trinken.

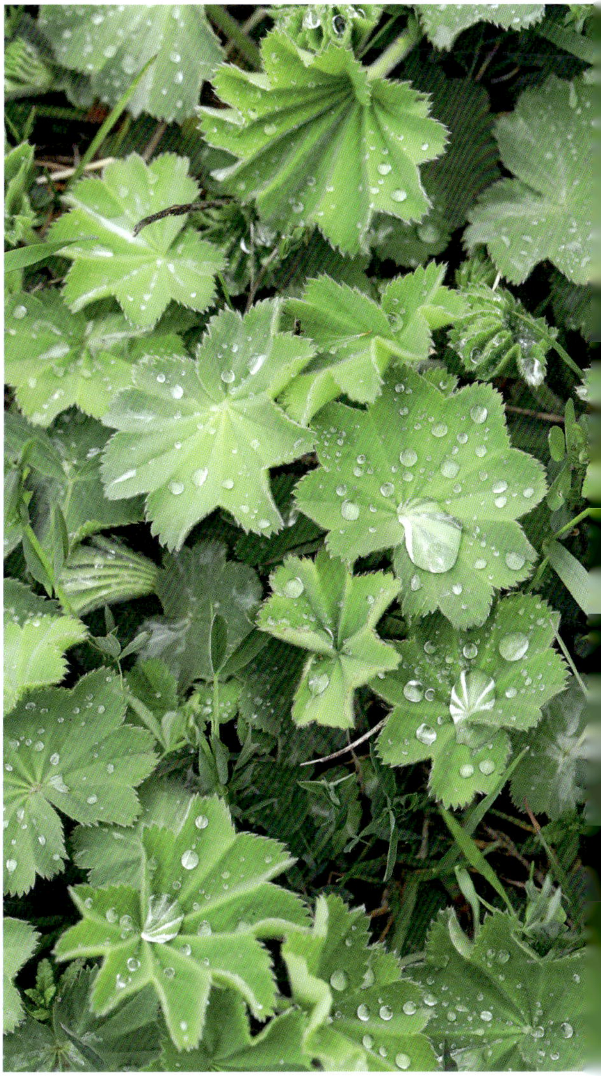

Links: Wärme und wohltuende Kräuteranwendungen, z. B. mit Schafgarbe, lindern Regelschmerzen.
Rechts: Der Name ist Programm: Frauenmantelkraut hat sich zur Linderung von Frauenbeschwerden bewährt.

Frauenkräuter

> **Frauenmantelkraut** (*Alchemilla vulgaris*) ist bei Frauenbeschwerden universal einsetzbar. Insbesondere wirkt Frauenmantel bereits vor der Periode bei PMS-Beschwerden beruhigend.

> **Schafgarbe** (*Achillea millefolium*) ist ein altbewährtes Frauen- und „Bauchwehkraut". Sie wirkt vielfältig: insbesondere krampflösend, blutstillend und entzündungshemmend.

> **Gänsefingerkraut** (*Potentilla anserina*) hat sich als „Krampfkraut" einen bedeutenden Namen gemacht.

SCHAFGARBEN-SITZBAD

Bei Unterleibskrämpfen

100 g Schafgarbenkraut mit 1–2 l heißem Wasser übergießen, 20 Minuten ziehen lassen, dann abseihen und dem Badewasser zugeben. 15–20 Minuten in dem Sud baden. Darauf achten, dass sich die Nieren unterhalb und das Herz über dem Wasserspiegel befinden. Abtrocknen und 45 Minuten nachruhen.

LAVENDELMASSAGE

Streicheleinheiten für den Bauch

Geben Sie 3–5 Tropfen eines beruhigenden Massageöls (Beispiel Lavendelöl 10 % von Weleda) auf Ihre Handflächen und streichen Sie damit im Uhrzeigersinn über Ihren Bauch.

KAMILLENANWENDUNG BEI KRÄMPFEN

1 EL Kamillenblüten mit 150 ml heißem Wasser übergießen, zudecken und nach drei Minuten abseihen (die kurze Ziehzeit verhindert Schleimhautreizungen). Wer die Wirkung des Tees verstärken möchte, kann dem Tee 10–20 Tropfen Kamillentinktur zugeben. Die Anwendung erfolgt 1- bis 3-mal täglich.

INGWERTEE

Bei Periodenkrämpfen mit Neigung zu Erbrechen und Darmträgheit

1 gestrichenen TL (2 g) bis 1 TL (etwa 3 g) gepulvertes Ingwerrhizom mit heißem Wasser übergießen und fünf bis zehn Minuten ziehen lassen. Bei Neigung zu Erbrechen genügt oft eine Dosierung von 2 g pro Tasse. Anwendung: vor dem Essen 1 Tasse trinken.

MUTTERKRAUTPULVER

Bei Regelschmerzen verbunden mit Migräne

150 mg Mutterkrautpulver mit 1 Tasse kochend heißem Wasser übergießen, zehn Minuten unter gelegentlichem Umrühren ziehen lassen. 2–3 Tassen täglich davon trinken.

MILCHAUSZUG AUS GÄNSEFINGERKRAUT

Besonders wirkungsstark und krampflösend

2–3 TL blühendes Gänsefingerkraut samt Wurzel zehn Minuten in 200 ml Milch ausziehen. 1- bis 3-mal täglich davon 1 Tasse zwischen den Mahlzeiten trinken.

Unter dem Begriff Rheuma werden verschiedene Erkrankungen zusammengefasst, die häufig mit entzündlichen Prozessen einhergehen. Dies kann sich anfühlen, als ob der ganze Körper „brennt".

RHEUMA, RHEUMATISCHE ARTHRITIS

Der Begriff Rheuma beschreibt eine Vielzahl unterschiedlicher Erkrankungen. Die häufigste Form ist die sogenannte rheumatoide Arthritis (RA), die mit einer chronischen Gelenkentzündung einhergeht. Erste konkrete Anzeichen sind warme, geschwollene oder gerötete Gelenke. Typischerweise sind die Gelenke symmetrisch betroffen, also beispielsweise beide Daumen. Besonders häufig beginnt die Krankheit in den Grundgelenken der Finger und Zehen, die nachts schmerzen und sich morgens über eine Stunde lang steif anfühlen. Bei Rheuma können aber auch innere Organe, Muskeln oder das Bindegewebe betroffen sein.
Die genaue Ursache für die Krankheit ist bisher unbekannt. Das körpereigene Abwehrsystem und eine erbliche Veranlagung spielen dabei wahrscheinlich eine Rolle. Eine dauerhafte Entzündung kann auch zu tiefgehender Müdigkeit und Abgeschlagenheit führen. Neben schmerzhemmenden pflanzlichen Mitteln ist eine Behandlung mit „blutreinigenden" Mitteln seit Jahrhunderten bekannt, um damit die schädigenden Stoffwechselprodukte auszuleiten.

Zum Arzt Wenn die Beschwerden erstmalig auftreten oder wenn bei einer bekannten Arthritis die Beschwerden nicht nach einigen Tagen besser werden und/oder ein schlechtes Allgemeinbefinden dazukommt.

Unterstützende Maßnahmen

- Es lohnt sich, **körperlich aktiv** zu bleiben. Wählen Sie gelenkschonende Sportarten wie Walking, Radfahren, Schwimmen, aber auch Kräftigungsübungen mit leichten Gewichten. Sie halten die Gelenke beweglich und stärken Muskeln, Knochen sowie das Herz-Kreislauf-System.
- **Ernährung:** Was hilft, was schadet? Viel frisches Obst und Gemüse, wenig Fleisch (insbesondere Schweinefleisch!) und Zucker, keine Fertigprodukte und ausreichend gesunde Getränke ohne Zucker sollten hauptsächlich im Speiseplan vorkommen. Aus dem Gewürzschrank sollten Kurkuma, Ingwer, Chili oder Schwarzer Pfeffer die Speisen würzen, um Rheumabeschwerden natürlich zu heilen.
- Rheumatikern fehlen häufig B-Vitamine, vor allem B_1 und B_6, sowie Vitamin E und die Mineralstoffe Magnesium, Zink und Selen. Diese **Vitalstoffe** stecken in grünem Tee, Nüssen, Weizenkeimen, Vollkorngetreide, Linsen und Cashewkernen oder können auch supplementiert werden. Vitamin D unterstützt dabei, die entzündlichen Prozesse zu hemmen.

„BLUTREINIGUNGSTEE“ BEI RHEUMA

Das brauchen Sie

- 20 g Brennnesselkraut
- 20 g Birkenblätter
- 20 g Holunderblüten
- 20 g Mädesüßblüten
- 10 g Weidenrinde

So gehts

1 TL der Mischung mit 250 ml kochendem Wasser übergießen, 15 Minuten ziehen lassen, kurmäßig 2–3 Tassen täglich davon trinken.

BRENNNESSELSAMEN

Natürlicher Energiebooster

Von den weiblichen Brennnesseln (deren Blüten unterscheiden sich von den männlichen durch ihre graugrüne Farbe und wachsen hängend) die Samenstränge abschneiden. Der beste Erntezeitpunkt ist zwischen August und Oktober. Zuhause angekommen, die Blütenstände mindestens zwei Tage trocknen, dann durch ein feinmaschiges Sieb geben. Die trockenen Samen im Schraubglas an einem dunklen Ort aufbewahren.
1 TL als Topping auf Salaten oder Kräuterquark ist ein natürlicher Energiebooster.

Phytodolor

Bei leichten bis mittelschweren Muskel- und Gelenkbeschwerden aufgrund rheumatischer Erkrankungen. Die Mischung aus Echtem Goldrutenkraut, Zitterpappelrinde und -blättern und Eschenrinde ist eine echte Alternative zu chemischen Schmerzmitteln. Das pflanzliche Präparat hat sich seit Jahrzehnten wegen seiner guten Wirkung und Verträglichkeit bewährt.

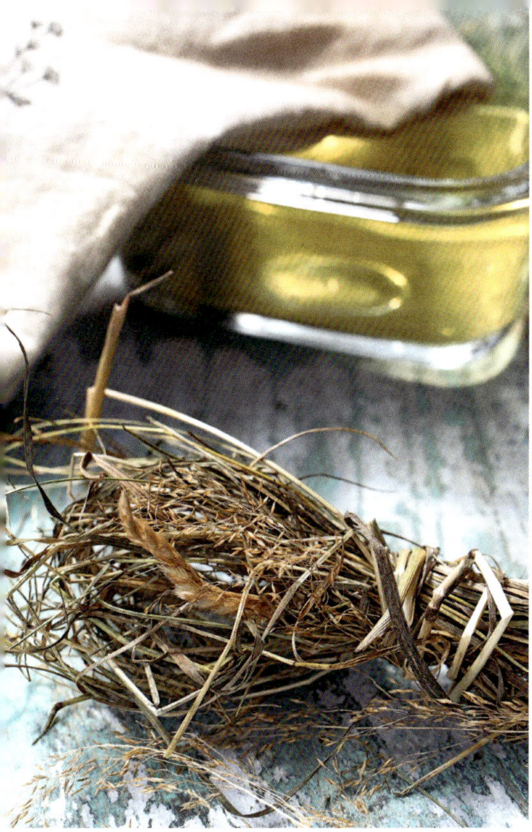

Heublumensud.

Fertigpräparate Rheuma-Hek forte 600 mg (Brennnesselblätter-Trockenextrakt von Strathmann), Teufelskralle-Loges Filmtabletten, Phytodolor mit Eschenrinde, Zitterpappel und Goldrutenkraut von Bayer

HEUBLUMEN-VOLLBAD

100 g Heublumen in einen Topf geben, mit 3–4 l Wasser übergießen, die Mischung zum Kochen bringen und 30 Minuten ziehen lassen. Anschließend den Heublumensud durch ein Sieb in die Badewanne gießen und mit Wasser zu einer angenehmen Badetemperatur auffüllen. Eine Anwendung sollte um die 15 Minuten dauern. Danach wird Bettruhe empfohlen.

HAGEBUTTENPULVER

Bei schmerzenden Gelenken

Um nennenswerte Besserung zu erreichen, sollten Sie täglich etwa 5 g gepulverte Hagebutten über einen Zeitraum von etwa drei Monaten einnehmen. Am besten mischt man das Pulver in Naturjoghurt oder streut es über das Müsli. Die Hagebutten können Sie selbst im Spätherbst an geschützten Plätzen in der Natur sammeln. Anschließend bei nicht mehr als 40 °C trocknen und in der Küchenmaschine mahlen.

Fertigpräparat Hagebuttenpulver aus dem Reformhaus

Kohl

Schon die Römer nutzten Kohl als Allheilmittel bei Rheuma, Gicht und Schwellungen. Die äußere Anwendung frischer Weißkohlblätter ist eine bewährte Heilanzeige bei entzündlichen, geschwollenen Gelenken. Durch Mineralstoffe und Senföle wirkt ein Kohlwickel mild kühlend, entzündungshemmend und entgiftend. Davon profitieren schmerzhafte und entzündliche Gelenke.

KOHLWICKEL

Das brauchen Sie

- 3–6 frische Weißkohlblätter (alternativ Wirsingblätter), gewaschen und trocken getupft
- Tuch aus Baumwolle (Geschirrtuch oder Stoffwindel)
- Mullbinde oder Geschirrtuch

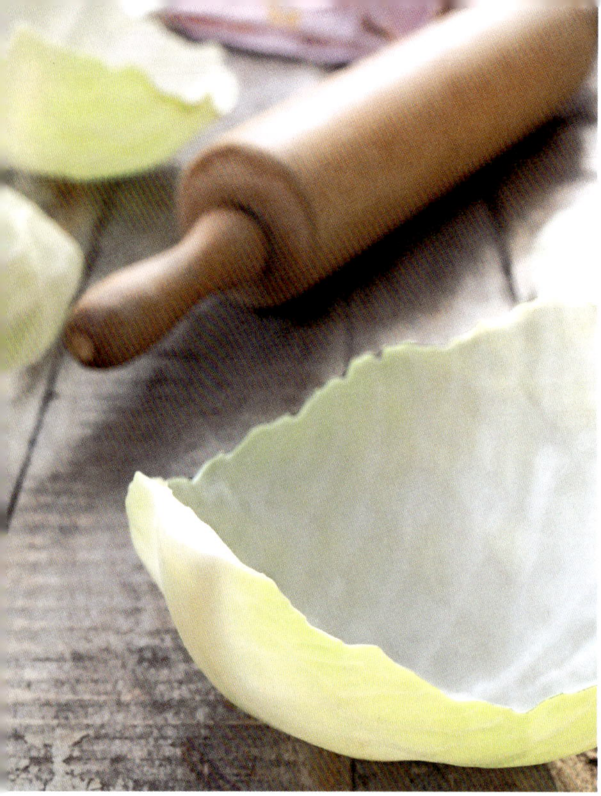

Kohlwickel wirken kühlend, entzündungshemmend und entgiftend.

So gehts
Von mehreren saftig-grünen Kohlblättern den Strunk herausschneiden. Die Blätter mit dem Nudelholz aus Kunststoff oder einer Flasche weichwalken, anschließend die Blätter dachziegelartig auf die schmerzende Körperstelle auflegen und mit einem Tuch oder einer Binde gut fixieren, da die Anwendung über mehrere Stunden (wenn möglich über Nacht) erfolgen sollte. Empfindliche Patienten sollten die Hautstelle mit einem neutralen Öl nachfetten.

Senfmehl-Breiauflage
Siehe dazu Seite 26.

APFELSCHALENTEE
Unterstützend bei Rheuma

50 g getrocknete Apfelschalen in Bioqualität in 1 l Wasser aufkochen und 15 Minuten ziehen lassen. Über den Tag verteilt trinken.
Alternativ die Apfelschalen trocknen und mit dem Mörser zu Pulver zerkleinern.
3 EL dieses Pulvers in ½ l Wasser aufkochen und auf Trinktemperatur abkühlen lassen. Auf zwei Portionen aufteilen und jeweils morgens und mittags trinken.
Oder 1 EL Apfelschalenpulver in Joghurt, Smoothies oder Quark einrühren.

HOLUNDERBLÜTENTEE
Unterstützt die Entzündungshemmung bei Rheuma

3 g bzw. 2 TL Holunderblüten werden mit 150 ml kochendem Wasser übergossen und nach fünf bis zehn Minuten durch ein Teesieb abgeseiht. Mehrmals täglich 1 bis 2 Tassen möglichst heiß trinken. Die Tagesdosis liegt bei drei bis fünf solcher Portionen.

SCHMERZSTILLENDE TINKTUR BEI ARTHRITIS

Das brauchen Sie
- 70 ml Brennnesseltinktur
- 30 ml Arnikatinktur

So gehts
Die schmerzenden Gelenke mehrmals täglich mit 10 Tropfen der Mischung einreiben.

SPANNUNGSKOPFSCHMERZEN

Es gibt viele Arten von Kopfschmerzen. Insbesondere Spannungskopfschmerzen gehören zu den häufigsten gesundheitlichen Beschwerden. Die meisten Menschen kennen diese Art von Kopfschmerz, für viele gehört er schon fast zum Alltag. Rund ein Drittel der Bevölkerung ist gelegentlich davon betroffen, darunter auch Schulkinder.

Spannungskopfschmerzen äußern sich in der Regel durch typische Beschwerden: Viele Betroffene klagen über leichte bis mittelschwere Kopfschmerzen mit einem starken Druckgefühl, das wie von außen auf den Kopf einwirkt. Manche haben das Gefühl, ein schweres Gewicht laste auf dem Kopf, andere reden von einem Schraubstock um den Kopf herum. Die Schmerzen können nach wenigen Minuten verschwinden, dauern manchmal aber auch bis zu einer Woche an. Typisch ist auch, dass die Schmerzen bei körperlicher Aktivität nicht zunehmen oder sich sogar bessern. Die genauen Ursachen dieser Kopfschmerzart sind bis heute nicht vollständig geklärt. Verspannungen, Stress, Angstgefühle oder Muskelverspannungen im Schulter-Nacken-Bereich – also innere und äußere Faktoren – sind fast immer beteiligt.

Bei einer Fehlhaltung des Kopfes, beispielsweise vor dem Computer oder beim Autofahren, sind Teile der Hals-, Hinterhaupt- oder Nackenmuskulatur dauerhaft angespannt. Andere Muskeln verkürzen sich aufgrund der anhaltend unnatürlichen Kopfhaltung.

Zum Arzt Wer zum ersten Mal in einem Alter von über 40 Jahren Kopfschmerzen hat, sollte zeitnah ärztlichen Rat suchen. Das gilt auch, wenn die Beschwerden ungewohnt heftig sind, bekannte Schmerzen sich verändern oder verstärken, die Schmerzen ungewöhnlich lange andauern oder die Kopfschmerzen auf „nichts“ mehr ansprechen. Bei steifem Nacken, Fieber, Seh- oder Sprachstörun-

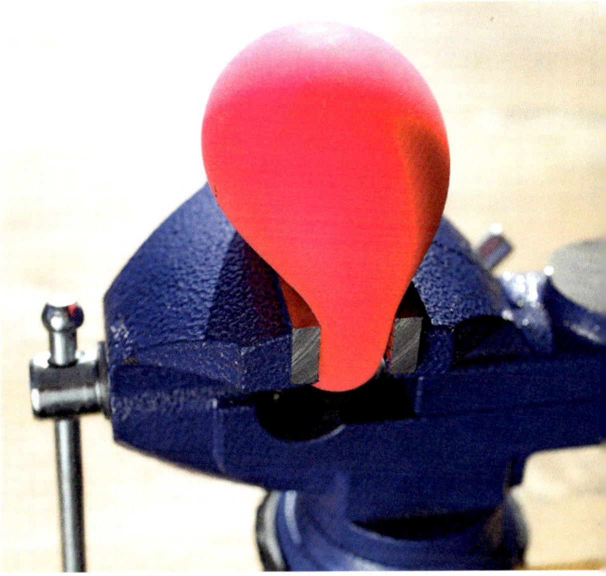

Als wäre der Kopf in einem Schraubstock: So fühlt sich Spannungskopfschmerz für manche Betroffene an.

gen, Schwindel und Augentränen ist ein schnelles Handeln erforderlich, um einen Notfall auszuschließen.

Unterstützende Maßnahmen

- **Salicylsäure in Lebensmitteln**: Etwas schmerzlindernde Salicylsäure können Sie über getrocknete Datteln, Sultaninen, Rote und Schwarze Johannisbeeren, frische Himbeeren und insbesondere über Kirschen zu sich nehmen. 20 Kirschen enthalten 12–25 mg sogenannter Anthocyane. Diese bremsen zellschädigende freie Radikale aus und hemmen die Enzyme Cyclooxygenase-1 (kurz COX-1) und -2 (kurz COX-2), da sie an der gleichen Stelle wie die Medikamente aus der Apotheke andocken.
- **Wasseranwendungen** nach Pfarrer Kneipp: Flachgüsse bei Kopfschmerzen verbunden mit Schlaflosigkeit und wechselwarme Fußbäder. Nicht durchführen bei niedrigem Blutdruck, Menstruation, Ischias-bedingten Schmerzen sowie Nieren- und Blasenleiden. Der kalte Gesichtsguss hat sich bewährt bei Kopfschmerzen nach intensiver Arbeit am Bildschirm. Anwendung maximal zwei Minuten, jedoch nicht bei Nervenentzündungen im Gesicht.
- **Vitalstoffe:** Coenzym Q10 kann bei stressbedingten Spannungskopfschmerzen hilfreich sein, Magnesium insbesondere bei Kopfschmerzen durch Muskelverspannungen. Eine Extraportion davon in Form von Vitamin-C-reichem Obst (Acerolakirsche, Brombeere, Schwarze Johannisbeere, Holunder, Sanddorn, Schlehe) oder Vitamin-C-Kapseln wird bei einer starken nervlichen und körperlichen Belastung richtig guttun.
- **Entspannungsverfahren**, Übungen zur Körperwahrnehmung: Autogenes Training, Progressive Muskelentspannung oder Atemübungen können die Therapie mit Heilpflanzen unterstützen.

KOPFSCHMERZTEE FÜR NERVÖSE KINDER UND ERWACHSENE

Das brauchen Sie

- 40 g Johanniskrautblüten
- 20 g Passionsblumenkraut
- 20 g Melissenblätter
- 20 g Weidenrinde

So gehts

1 TL der Mischung mit 1 Tasse kochendem Wasser übergießen, zehn Minuten bedeckt ziehen lassen, abseihen. 1 Tasse (Schulkinder) bis zu 3 Tassen täglich für Erwachsene.

KOPFSCHMERZTEE AUS MÄDESÜSSBLÜTEN

Bei Erkältungskrankheiten mit Fieber

1–2 TL Mädesüßblüten mit 250 ml kochendem Wasser übergießen, sieben bis zehn Minuten ziehen lassen, abseihen.

Dosierung für **Erwachsene** pro Tag:

- 4–5 g Kraut/2,5–3,5 g Blüten als Tee.

Dosierung Kraut für **Kinder** pro Tag:

- 1–4 Jahre: 1–2 g
- 4–10 Jahre: 2–3 g
- 10–16 Jahre: 2,5–3,5 g

Tee aus Mädesüßblüten.

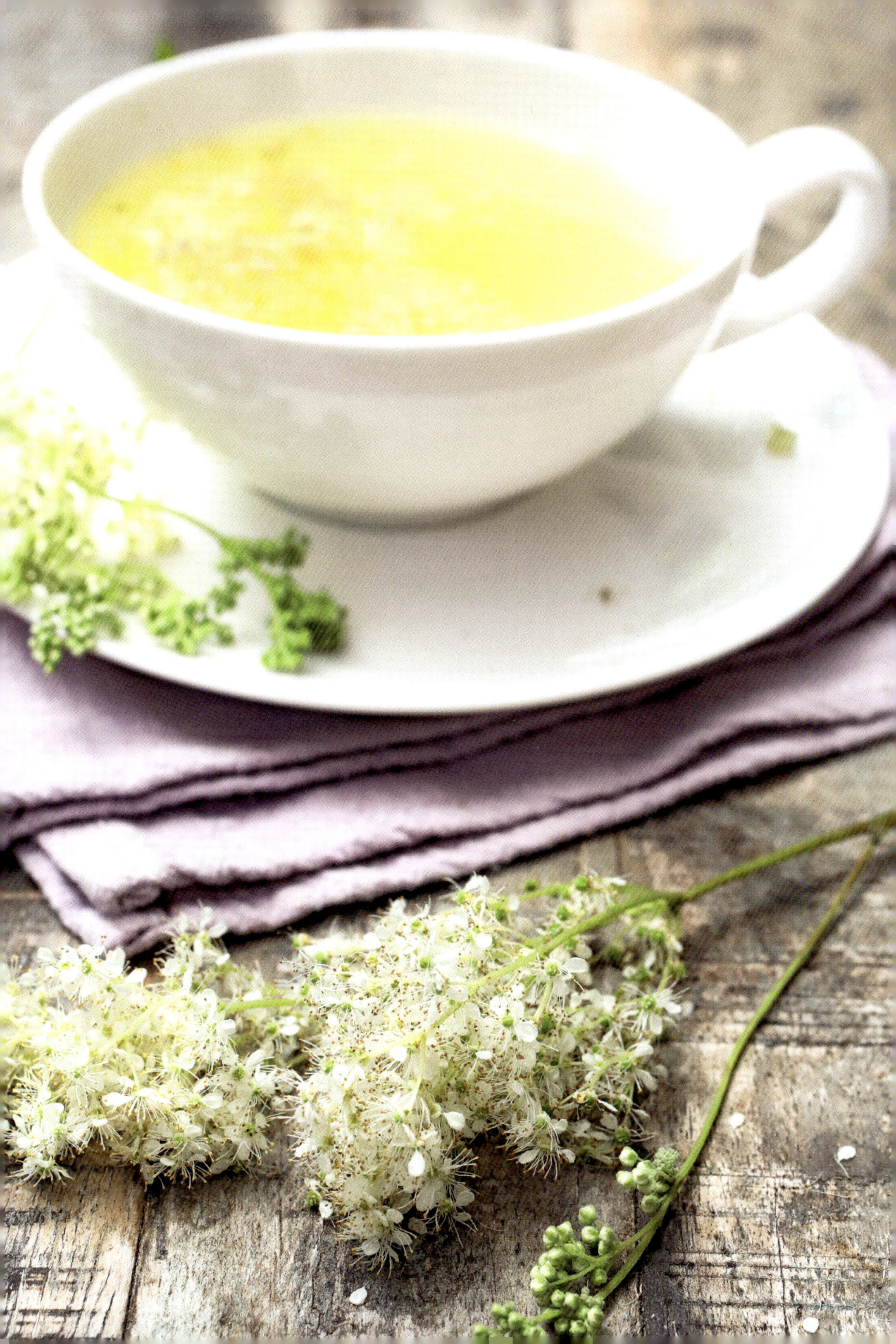

KOPFSCHMERZ-ROLL-ON MIT PFEFFERMINZÖL

Die Rezeptur ist so einfach wie wirksam: Geben Sie knapp 10 ml Wodka oder Weizenkorn und bis zu 15 Tropfen von Echtem Pfefferminzöl (*Mentha piperita*, nicht die Ackerminze *Mentha arvensis*) in einen gläsernen Roll-on. Anwendung bei Bedarf; vor jeder Anwendung gut verschütteln. Darauf achten, dass die Mischung nicht in die Augen kommt.

EISWÜRFELMASSAGE MIT PFEFFERMINZÖL

Lindert Kopfschmerzen aufgrund verspannter Nackenmuskulatur

Den Nacken mit einem Eiswürfel befeuchten und leicht kühlen. Dann einen Tropfen Pfefferminzöl auf die Finger geben und in die feuchte Haut einmassieren. Gegebenenfalls mit einem Fächer oder einem Handtuch Luft in den Nacken fächern. Den Schulter- und Nackenbereich anschließend abdecken.

Fertigpräparate Teufelskralle bei Spannungskopfschmerzen mit HWS-Syndrom: Teufelskralle-Loges (Dr. Loges), Doloteffin Filmtabletten, Harpagoforte Asmedic Kapseln

CAPSAICIN-SALBE

Bei Kopfschmerzen mit Muskelverspannungen im Nacken

Die Salbe wird auf die verspannten Muskeln dünn aufgetragen. Anwendung ab dem 12. Lebensjahr bis zu 3-mal täglich. Beispielpräparat: Finalgon Wärmecreme mit Capsaicin.

WEIDENRINDEN-TEE

Bei chronischen, langanhaltenden Kopfschmerzen

1–2 TL (1,5–3 g) fein geschnittene Weidenrinde acht Stunden mit 200 ml kaltem Wasser ansetzen, bis zum Sieden erhitzen und nach fünf Minuten abgießen.
2–3 Tassen täglich trinken.

Weidenrinde für Tee

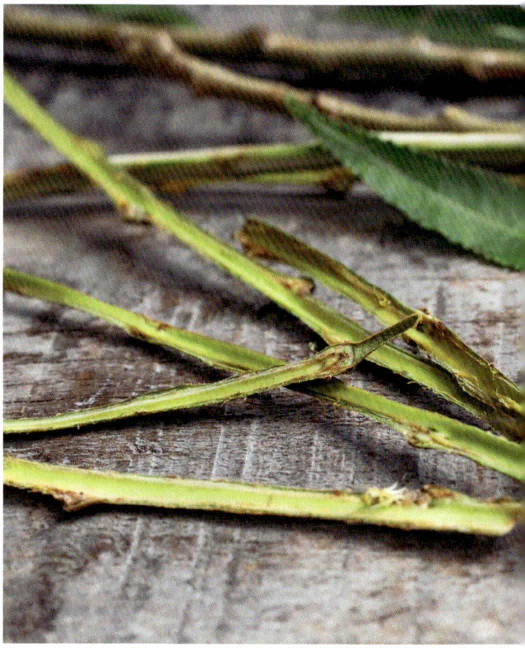

ZAHNSCHMERZEN UND ZAHNUNGSSCHMERZEN

Bei Zahnschmerzen sind viele Menschen verunsichert, ob gravierende Ursachen zugrunde liegen. Da im Mund viele Nerven auf kleinstem Raum verlaufen, nehmen Betroffene Schmerzen oft besonders stark wahr. Hinzu kommt, dass viele verschiedene Auslöser für Zahnschmerzen infrage kommen. Die häufigsten Ursachen für Zahnschmerzen, die von den Zähnen stammen, sind Karies, Parodontitis und Zahnfleischentzündung, vereiterte oder entzündete Wurzeln oder Fehlstellungen des Kiefers. Entzündungen der Kieferhöhlen oder der Nasenschleimhäute sind dagegen häufige Ursachen für Zahnschmerzen, die nicht von den Zähnen kommen. Daher gilt: Sofern die Schmerzen nicht innerhalb weniger Stunden von selbst verschwinden, sollte ein Zahnarzt hinzugezogen werden.

Bei Karies zersetzen Bakterien (insbesondere *Streptococcus mutans*) im Mundraum den Zucker aus der Nahrung zu Säure, die dann die Zahnsubstanz angreift. Die Löcher in den Zähnen bilden Speiseresten und Bakterien ideale Plätze zum Einnisten. Der Zahn reagiert nun vor allem bei süßen, sauren, kalten oder warmen Speisen empfindlich. Eine Selbstmedikation kann das Wochenende oder die Nacht oft retten.

Wenn im Alter von etwa sechs Monaten die ersten Zähnchen kommen, wird der natürliche Zahnungsprozess des Kindes meist von Druckgefühl und gereizten Zahnfleischpartien begleitet. Das kann für Kinder und Eltern herausfordernd sein. Aber es ist ein wichtiger Teil des Wachstums bei Kindern. Häufiger zeigt sich bei Babys eine einseitige Rötung der Wangen, vermehrter Speichelfluss, allgemeine Unruhe, Schnupfen, Durchfall, wunder Po und auch Fieber bis zu 40 °C kommt im Einzelfall vor.

Zum Zahnarzt Wenn die Schmerzen anhalten. Eine gute Zahnpflege ist die beste Prävention vor Zahnschmerz.

Unterstützende Maßnahmen

- Durch **Kühlen** wird die Blutzufuhr am Schmerzpunkt gedrosselt. Kälte hilft bei den Zahnschmerzen, die durch eine Entzündung entstanden sind. Das Kühlpad in ein Geschirrtuch wickeln – Sie riskieren sonst Erfrierungen - und von außen auflegen. Maximal 15 Minuten auflegen. Auch bei Babys mit Zahnungsschmerzen kann Kühlen Linderung bringen. Kalte Speisen wie ein Stück Salatgurke oder Zahnungsgel (Osa Pflanzen Zahngel) können angenehm für das Baby sein.
- Eine lauwarme **Salzwasserspülung** (1 TL Natursalz auf 500 ml Wasser) kann bei Zahnschmerzen helfen. Behalten Sie die Lösung für zwei Minuten im Mund und umspülen Sie damit das schmerzende Areal.
- **Arnica C30** zur Beschleunigung der Heilung und bei Schmerzen nach Zahn-

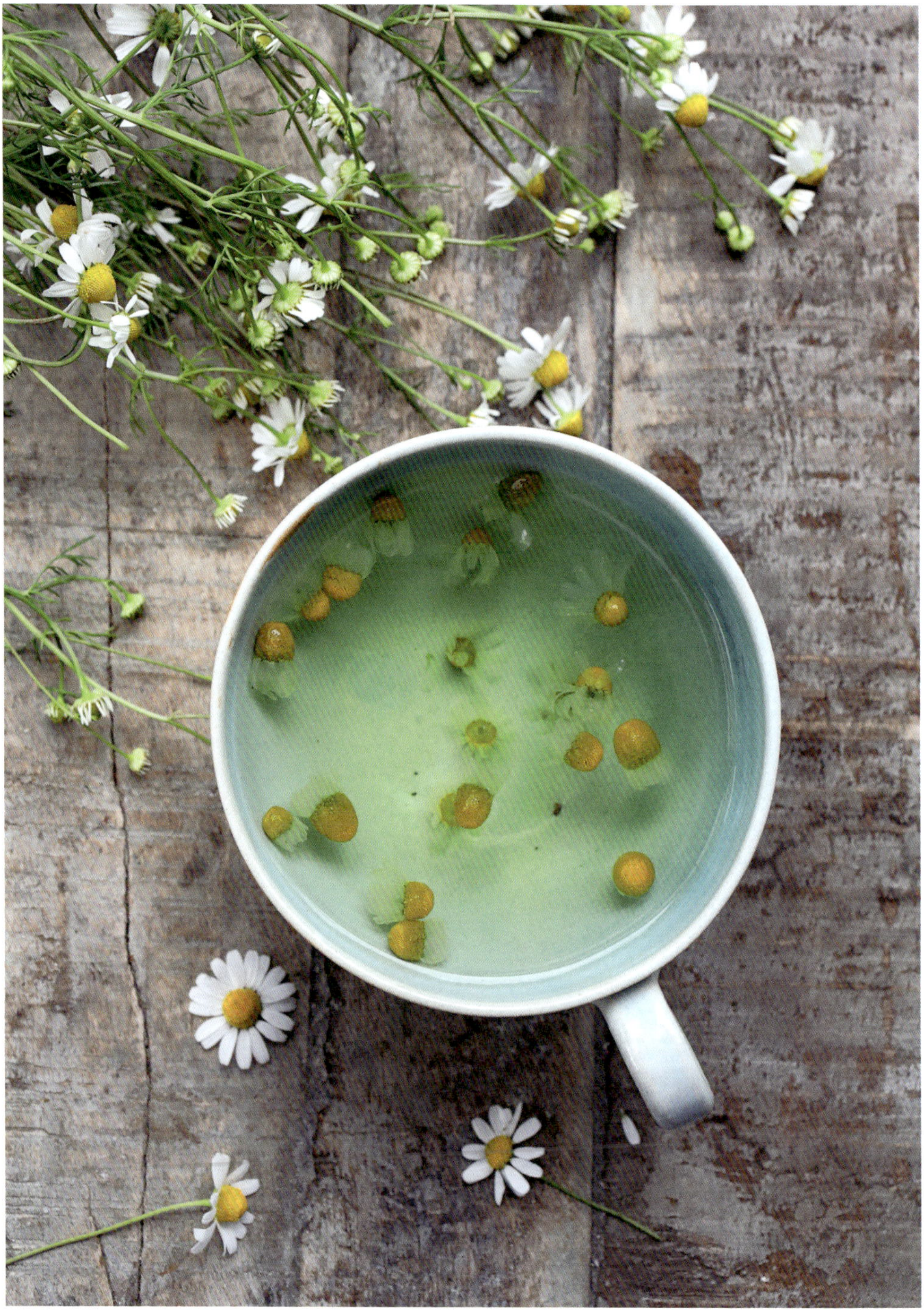

Mundspülungen mit Kamillentee wirken beruhigend.

extraktion sowie zur Unterstützung der Wundheilung. 5 Globuli 3-mal täglich.

- **Chamomilla recutita D6** ist in der Homöopathie ein Mittel bei Kindern gegen Zahnungsbeschwerden, verbunden mit nervöser Unruhe und Reizbarkeit.
- Zahnende Kinder haben ein vermehrtes Bedürfnis nach **Nähe und Trost**, dem Sie als Eltern unbedingt nachgeben sollen. Da Babys in diesem Alter gern auf allem herumkauen, hilft auch eine Massage der Kauleiste mit dem Finger. Beim Kauf von Beißringen sollten Sie unbedingt darauf achten, dass keine gesundheitsschädigenden Bestandteile oder andere toxische Stoffe enthalten sind.

SPÜLEN DER MUNDHÖHLE MIT KAMILLE

Ein kräftiger Kamillentee (2 TL Kamillenblüten, *Matricaria recutita*, mit 1 Tasse Wasser übergießen, fünf Minuten zugedeckt ziehen lassen, dann abseihen und abkühlen lassen) oder eine verdünnte Kamillentinktur (50 Tropfen auf ½ Glas Wasser) haben eine mild beruhigende Wirkung sowohl bei Zahnschmerzen als auch Zahnungsschmerzen. Während Erwachsene damit die Mundhöhle spülen, wird bei Babys ein Wattestäbchen in die Kamillenlösung (immer frisch ansetzen) getaucht und auf die entzündete Zahnleiste aufgetragen.

ZWIEBELAUFLAGE

Wirkt gegen die Entzündung, lindert Zahnschmerzen

Eine geschälte Zwiebel kleinhacken und in ein Stofftaschentuch einschlagen, kurz andrücken, damit der Zwiebelsaft austritt, und im Bereich des schmerzenden Zahns von außen auf die Wange legen. Optional zusätzlich eine Zwiebelscheibe direkt in den Mund auf den Zahn legen und einige Zeit wirken lassen. Die Zwiebelpackung zwischendurch für einige Minuten im Kühlschrank kühlen.

GEWÜRZNELKEN KAUEN

Bei Zahnschmerzen

Die braunen Knospen setzen beim Kauen ätherisches Nelkenöl frei. Es empfiehlt sich daher, bei Zahnschmerzen eine Nelke in den Mund zu nehmen und zu zerkauen, damit die ätherischen Öle freigesetzt werden und direkt am Zahn wirken können. Gute Nelkenqualität fühlt sich etwas fettig an und sondert Öl ab, wenn man sie drückt. Alternativ können Sie den Wassertest machen: Nelken von hoher Qualität mit viel Nelkenöl schwimmen nicht auf der Wasseroberfläche, sondern sinken ab oder stellen sich mit dem Kopf aufrecht.

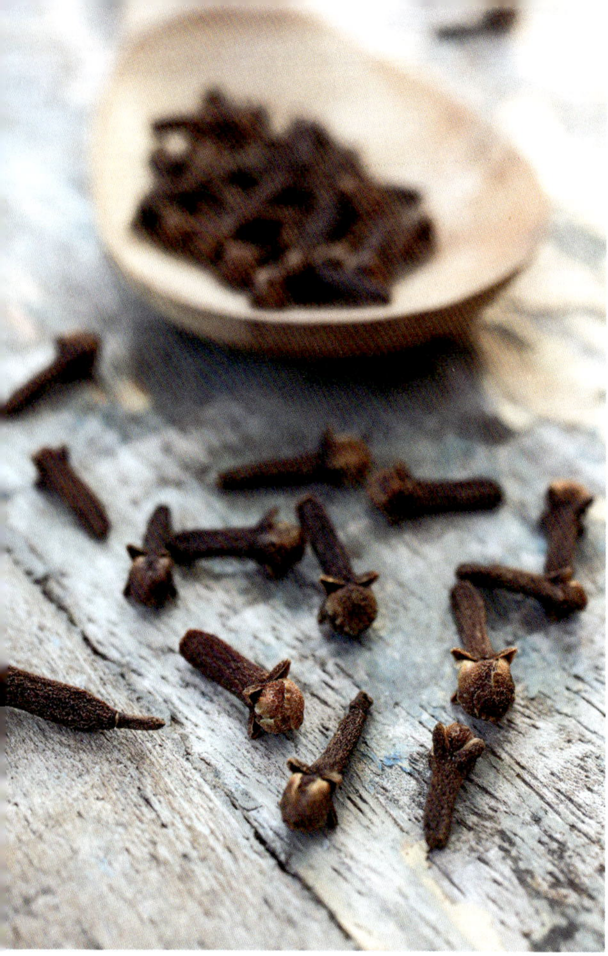

Das ätherische Öl der Gewürznelken lindert Zahnschmerzen.

SCHMERZLINDERNDE ANWENDUNGEN MIT NELKENÖL

Erwachsene 1–5 Tropfen ätherisches Nelkenöl in ein kleines Glas mit lauwarmem Wasser geben und für eine bis zwei Minuten die Mundhöhle gründlich mit der Lösung spülen. Bei starken Schmerzen einen Wattebausch mit 1–2 Tropfen ätherischem Nelkenöl tränken und auf den schmerzenden Zahn legen. Diese Methode ist am effektivsten, doch kann Nelkenöl pur aufgetragen auch allergische Reaktionen hervorrufen und das Gewebe reizen.

Kinder Für die Kinderheilkunde muss das ätherische Öl stark verdünnt werden. Am besten eignen sich ein fettes Trägeröl (kaltgepresste, unraffinierte Pflanzenöle wie süßes Mandelöl oder Sesamöl). Bei Kleinkindern werden 1–2 Tropfen ätherisches Nelkenöl mit 100 Tropfen fettem Öl gemischt, bei Schulkindern 3 Tropfen ätherisches Nelkenöl mit 100 Tropfen fettem Öl mischen und mit einem Wattebausch auf die betroffene Stelle auftragen.

Veilchenwurz für zahnende Kinder

Iris germanica 'Florentina'

Die getrocknete Wurzel der Florentinischen Schwertlilie (auch Veilchenwurz genannt, es handelt sich hierbei nicht, wie häufiger vermutet, um die Wurzel von Veilchen, Viola) wird traditionell bei Babys zur Zahnungshilfe verwendet. Erst nach einer Trocknungsphase von ein bis zwei Jahren bildet sich der typische Veilchenduft heraus. Die Wurzeln enthalten neben ätherischem Öl auch Schleimstoffe. Diese werden beim Kauen freigesetzt und breiten sich angenehm kühlend auf der Kauleiste von Babys aus. Aus hygienischen Gründen die Veilchenwurzel immer mal wieder kurz (eine Minute) in kochendes Wasser legen und anschließend bei Zimmertemperatur hängend trocknen lassen. In jedem Fall muss die Veilchenwurz nach jedem Gebrauch bei Zimmertemperatur austrocknen, bevor sie erneut verwendet wird.

SCHMERZ- UND FIEBERMITTEL

Über die Wirkweise und Nebenwirkungen von Schmerzmitteln und fiebersenkenden Arzneien für Kinder und Erwachsene soll dieses Kapitel informieren.

Wer starke Schmerzen hat, wünscht sich verständlicherweise eine schnelle Wirkung. Doch lindern die meisten Schmerzmittel nicht sofort die Pein, sondern es braucht zwischen 20 Minuten und einer Stunde bis zum Wirkeintritt. Generell haben Schmerzmittel die Eigenart, dass sie empfindlicher gegenüber Schmerzen machen, was zu einem Gewöhnungseffekt führen kann.

Die Bandbreite der verschiedenen Schmerzmittel ist groß. Die Wirkstoffe Paracetamol und Ibuprofen werden bei Kindern und Erwachsenen mit Fieber und Schmerzen am häufigsten angewendet. Diese Mittel sind erst seit wenigen Jahrzehnten auf dem Markt. Ab da stieg die Bereitschaft, schneller zu einem Fiebermittel zu greifen. Einen Einfluss auf die Krankheitsdauer haben diese Mittel jedoch nicht. Es gibt sie in verschiedenen Darreichungsformen, beispielsweise als Zäpfchen, Saft, Tablette, Kapsel, Pflaster, Brausegranulat und Heißgetränk. Die Präparate können bei Kindern und Erwachsenen angewendet werden. Die Acetylsalicylsäure (ASS) ist ein Wirkstoff zur schnellen Schmerzlinderung. Aspirin dürfen Kinder erst ab zwölf Jahren schlucken. Für Jüngere ist das Medikament nicht zugelassen. Diclofenac ist der klassische Wirkstoff bei Gelenkschmerzen und Verstauchungen oder Prellungen.

Es gibt viele verschiedene Schmerzmittel mit unterschiedlichen Wirkmechanismen.

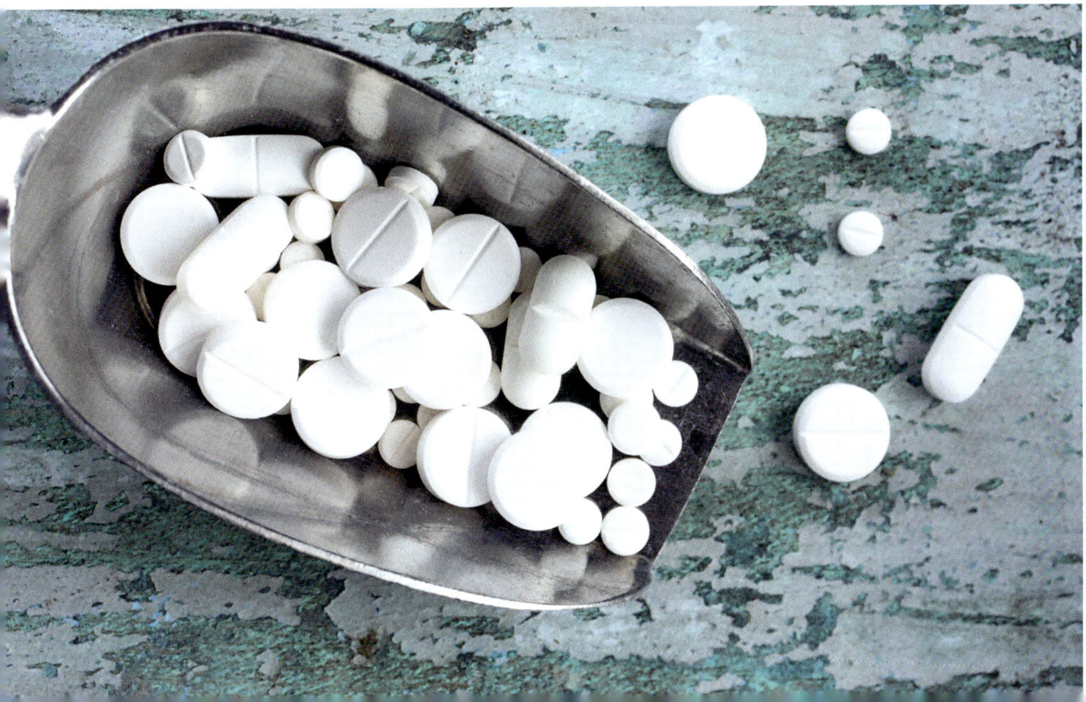

WICHTIGE HINWEISE ZUR DOSIERUNG

Kinder sind keine kleinen Erwachsenen! Die richtige Dosierung von Arzneimitteln bei Kindern hängt nicht allein vom Alter ab. Vielmehr spielen Körpergewicht, Größe und der Stand der Entwicklung eine Rolle. Das Verhältnis von Körperflüssigkeit zu Körperfett und die Enzymausstattung unterscheiden sich so stark von denen der Erwachsenen, dass eine einfache Umrechnung der Dosierungen und Intervalle nicht möglich ist.
Das Teilen von Tabletten scheint insbesondere in Zeiten von Lieferengpässen eine verlockende Alternative. Sie können aber nicht einfach ein Präparat für Erwachsene für Kinder verwenden. Die Gabe solcher Medikamente an Kinder kann sehr gefährlich sein. Tabletten ohne eingestanzte Bruchkanten dürfen nicht geteilt und Kindern verabreicht werden, da der Wirkstoff nicht gleichmäßig über die Tablette verteilt ist und es so zur Überdosierung kommen kann. Retard-Tabletten oder solche mit magensaftresistentem Überzug sollten grundsätzlich nicht geteilt werden. Tabletten mit Bruchkanten dürfen nur dann einem Kind verabreicht werden, wenn deren Inhalt genau der für das Kind benötigten Dosis entspricht. Ob eine Tablette geteilt werden kann, gibt der Hersteller in der Regel im Beipackzettel an. Auch dürfen Zäpfchen, die für Erwachsene oder ältere Kinder hergestellt wurden, nicht bei Babys und Kleinkindern eingeführt werden. Der Wirkstoff ist auch bei Zäpfchen nicht gleich verteilt und ein Teilen kann

Schmerz- und Fiebermittel gibt es auch in kindgerechter Form als Saft.

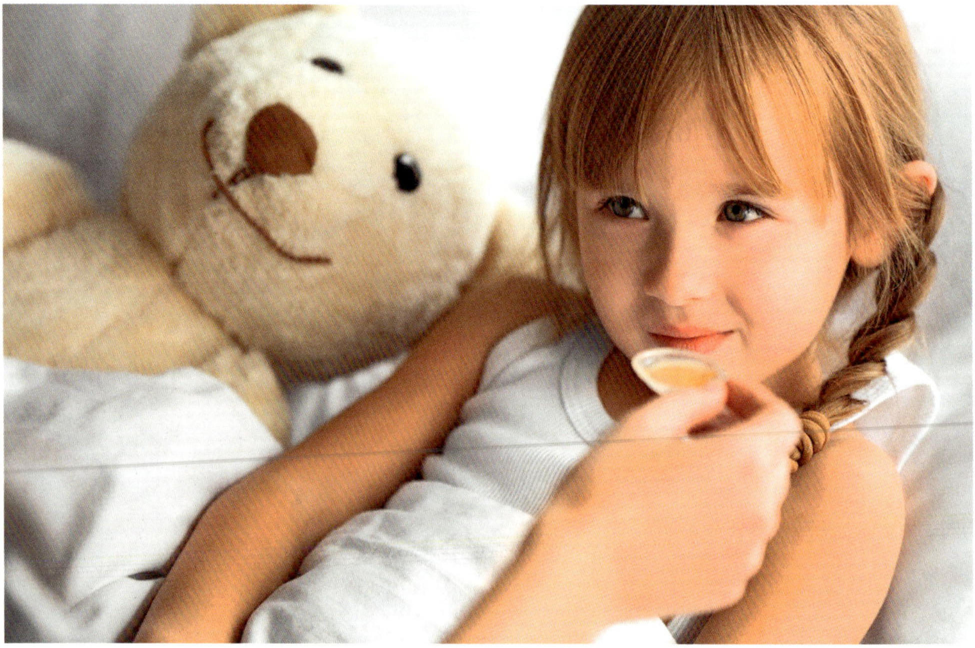

zu einer gefährlichen Überdosierung führen. Im Zweifel sprechen Sie bitte Ihren Arzt oder Ihre Apothekerin an.

PARACETAMOL

Lindert Schmerzen, senkt Fieber

Der Wirkstoff Paracetamol wird zur Behandlung von leichten bis mäßig starken Schmerzen empfohlen, etwa bei Kopfschmerzen, Migräne, Zahnschmerzen oder auch bei schmerzenden Gelenken. Darüber hinaus wird Paracetamol aufgrund seiner fiebersenkenden Wirkung auch in Medikamenten zur Behandlung von Erkältungen verwendet.
Obwohl die schmerzlindernde Wirkung schon 1893 entdeckt wurde und Präparate seit den 1950er-Jahren erhältlich sind, ist der genaue Wirkmechanismus bis heute nicht bekannt. Man vermutet, dass Paracetamol Gewebshormone beeinflusst und auf das Thermoregulationszentrum im Gehirn wirkt. In den letzten Jahren kam es häufiger zu Lieferausfällen mit diesem Wirkstoff, insbesondere bei Paracetamol-haltigen Fiebersäften.
Paracetamol gibt es in kindgerechter Dosierung und es darf bereits ab Geburt angewendet werden. Es ist in den kinderfreundlichen Darreichungsformen Saft, Zäpfchen oder für größere Kinder als Direktgranulat auf dem Markt. Für Erwachsene ist Paracetamol in Form von Tabletten, Kapseln oder Brausetabletten erhältlich.
Die Zeitabstände zwischen den einzelnen Dosen (in der Regel sind es sechs, besser acht Stunden), Dosierungsempfehlungen nach Alter und Körpergewicht finden Sie im Beipackzettel.
Paracetamol wird von der Leber verstoffwechselt, die Ausscheidung des inaktivierten Wirkstoffs erfolgt über die Nieren.

Nebenwirkungen Obwohl frei verkäuflich, ist Paracetamol kein harmloser Wirkstoff. Der Wirkstoff kann die Leber angreifen, insbesondere wenn er zu lange eingenommen oder überdosiert wurde. Deshalb müssen sich Eltern streng an die Dosierungsanweisung halten. Bei Kindern stellen sich Vergiftungssymptome wie Übelkeit und Abgeschlagenheit schleichend ein und können daher falsch gedeutet werden. Tabletten dürfen ohne ärztlichen Rat nicht bei einer Beeinträchtigung der Leberfunktion oder bei Alkoholkrankheit eingenommen werden.

Wechselwirkungen Im Zusammenwirken mit bestimmten Arzneimitteln (dazu gehören Schlafmittel oder Mittel gegen Epilepsie) oder Alkohol können Stoffwechselprodukte entstehen, die giftig für die Leber sind. Dies kann auch bei geringen Dosen von Paracetamol der Fall sein.

Hinweise Einige Hersteller von Paracetamol verwenden in ihren Präparaten Propylenglycol, ein kritischer Hilfsstoff, der von Kindern (insbesondere bei Kindern unter 4 Jahren) deutlich langsamer abgebaut wird als bei Erwachsenen. Paracetamol kann bei Kindern das Risiko für die Entwicklung einer Allergie (Asthma, allergischer Schnupfen, Hautausschläge) deutlich begünstigen – das legt eine international angelegte Studie nahe, die 2008 im britischen Fachblatt „The Lancet“ veröffentlicht worden ist.

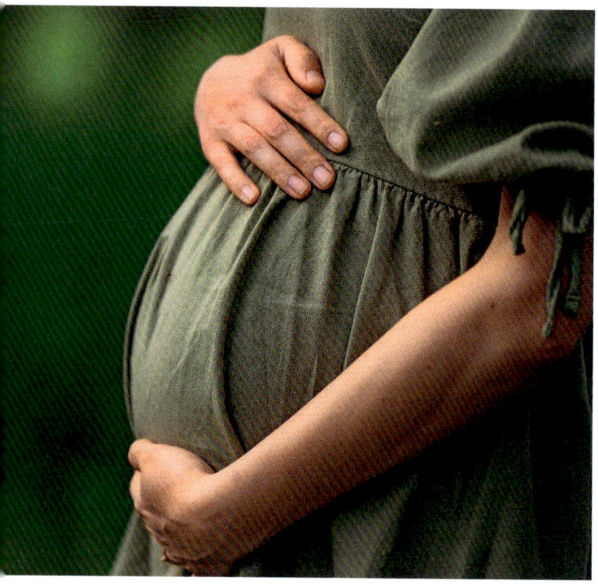

Zum Schutz des ungeborenen Kindes sollte die Einnahme von Schmerzmitteln während der Schwangerschaft immer mit dem Arzt besprochen werden.

IBUPROFEN

Geeigneter bei Schmerzen, nur leicht fiebersenkend

Ibuprofen ist ein Schmerzmittel (Analgetikum), wird aber auch bei Entzündungen und Fieber eingesetzt. Es gehört zur Gruppe der nichtsteroidalen Antirheumatika (NSAR). Der Wirkstoff wird vor allem bei Schmerzen infolge von entzündlichen Prozessen sowie gegen leichte bis mäßige starke Schmerzen wie Kopfschmerzen und Migräne, Muskelschmerzen (Zerrungen, Verstauchungen, Sportverletzungen), Gelenkbeschwerden, Zahnschmerzen und Regelschmerzen angewendet. Im Körper hemmt Ibuprofen Enzyme (Cyclooxygenasen, kurz COX), die für die Bildung von entzündungsvermittelnden Botenstoffen (Prostaglandinen) zuständig sind.

Die verschiedenen Ibuprofen-Präparate dürfen Kinder ab einem Körpergewicht von fünf Kilogramm beziehungsweise ab einem Alter von drei Monaten verabreicht bekommen. Die Geschmackspalette der Säfte reicht von Himbeere, Erdbeere, Kirsche bis hin zu Orange; Zäpfchen sind oft eine Alternative, wenn Kinder die Säfte ablehnen. Für Jugendliche gibt es Weichkapseln oder Schmelztabletten, für Erwachsene überzogene Tabletten oder Kapseln.

Äußere (topische) Anwendungen werden an der betroffenen Stelle aufgetragen. Die Verfügbarkeit von Fiebersäften mit dem Wirkstoff Ibuprofen war in den vergangenen Jahren häufiger eingeschränkt, regional kam es auch zu Lieferschwierigkeiten bei Zäpfchen (Suppositorien).

Die Wirkung hält etwa vier bis sechs Stunden an. Der Wirkstoff wird über die Leber verstoffwechselt und nach einer bis zweieinhalb Stunden über die Nieren zur Hälfte ausgeschieden (Halbwertszeit).

Nebenwirkungen Zu viel Ibuprofen kann die Nieren überlasten. Häufige Nebenwirkungen von Ibuprofen sind Magen-Darm-Beschwerden wie Sodbrennen, Bauchschmerzen, Übelkeit und Erbrechen, da weniger schützende Magenschleimhaut aufgebaut wird.

Wechselwirkungen Ibuprofen hat Wechselwirkungen mit zahlreichen Arzneistoffen. Darunter befinden sich blutdrucksenkende Medikamente, Diabetes-Medikamente oder auch Arzneistoffe zur Behandlung entzündlich-rheumatischer Erkrankungen. Sprechen Sie unbedingt Ihren Arzt oder Apotheker an, falls Sie weitere Medikamente einnehmen.

Hinweise Ibuprofen sollte nicht auf nüchternen Magen eingenommen werden. Außerdem ist es wichtig, dass viel nachgetrunken wird, um die Ausscheidung über die Nieren zu fördern. Schwangere ab der 28. Schwangerschaftswoche sollten auf Ibuprofen verzichten, da es zu Herz- oder Nierenschädigungen des Kindes führen könnte. Einige Ibuprofensäfte enthalten kritische Konservierungsmittel (die Parabene Methyl-4-hydroxybenzoat und Propyl-4-hydroxybenzoat). Sie können allergische Reaktionen hervorrufen, zusätzlich ist eine östrogenartige Wirkung des Propyl-4-hydroxybenzoats möglich.
Gegenanzeigen Ibuprofen darf u. a. nicht bei bekannter Überempfindlichkeit gegen den Wirkstoff, bei Blutungen oder bei Neigung zu Blutungen, bei schweren Leber- und Nierenfunktionsstörungen, bei Allergien, bei Atemwegserkrankungen, bei unbehandeltem Bluthochdruck und bei schwerer Herzschwäche eingenommen werden.

ACETYLSALICYLSÄURE

Ungeeignet für Kinder unter 12 Jahren

Der Wirkstoff Acetylsalicylsäure (ASS) wurde schon Ende des 19. Jahrhunderts von der Firma Bayer in Form von Aspirin patentiert. ASS gehört zur Gruppe der nichtsteroidalen Antirheumatika (NSAR). Die Säure wirkt in höherer Dosis (ab 500 mg) schmerzlindernd und fiebersenkend, indem sie die Bildung der Prostaglandine hemmt (COX-2-Hemmer). Das sind Gewebshormone, die eine wichtige Rolle bei Entzündungsprozessen sowie bei der Linderung von Schmerzen und der Fiebersenkung spielen.

ASS ist in Deutschland als Tablette, Filmtablette, Brausetablette, Kapsel und als Kautablette erhältlich. Lieferengpässe gab es bislang vor allem durch Produktionsverzögerungen bei COVID-19-bedingtem Personalmangel und gleichzeitig erhöhter Nachfrage sowie bei Aspirin-Pulver, das zur Herstellung von Injektions- oder Infusionslösungen gebraucht wird.
Für die Selbstbehandlung wird ASS insbesondere bei Kopfschmerzen, Hals- und Nackenschmerzen, Gliederschmerzen oder Rückenschmerzen empfohlen. ASS lindert nicht nur Schmerzen, sondern setzt auch bereits ab einer Dosierung von 75–100 mg die Blutgerinnung herab, was auch therapeutisch genutzt werden kann, etwa um Schlaganfälle zu vermeiden.
Nebenwirkungen Die meisten Nebenwirkungen löst die Acetylsalicylsäure im Verdauungstrakt aus, da der Wirkstoff die Schleimhaut angreifen kann. Zu diesen gehören (insbesondere bei Überdosierung und Langzeiteinnahme): Magenprobleme mit Sodbrennen bis hin zu Blutungen der Magenschleimhaut, Übelkeit, Erbrechen, Bauchschmerzen und Durchfall. Bei empfindlichen Personen auch allergische Reaktionen, Sehstörungen oder Schwindel. Nieren- oder Leberfunktionsstörungen können zur Anreicherung von ASS im Körper führen.
Wer einen zahnmedizinischen oder anderen chirurgischen Eingriff vor sich hat, sollte unbedingt die Dosierung und bisherige Einnahmedauer mit der Ärztin oder dem Zahnarzt besprechen, denn durch die Hemmung der Blutplättchen kommt es leichter zu Blutungen.
Wechselwirkungen ASS sollte nicht zusätzlich mit den schmerzstillenden

Wirkstoffen Ibuprofen oder Naproxen eingenommen werden, weil dann die Wirkung der ASS herabgesetzt wird.

Gegenanzeigen Kinder und Jugendliche unter 12 Jahren dürfen ASS insbesondere bei fieberhaften Erkrankungen nicht einnehmen, da es mit dem gefährlichen Reye-Syndrom in Zusammenhang gebracht wird. Nur auf ärztlichen Rat und wenn andere Maßnahmen nicht anschlagen, kann es in Einzelfällen Ausnahmen geben. Ansonsten gehören Überempfindlichkeit gegenüber dem Wirkstoff oder einem der Hilfsstoffe zu den Gegenanzeigen.

DICLOFENAC

Rheumamittel ohne Cortison

Auch Diclofenac gehört zu den Schmerzmitteln der Wirkstoffe der nichtsterodalen Antirheumatika (NSAR). Der Wirkstoff wirkt bei leichten bis mittleren Schmerzen und Entzündungen durch die Hemmung von entzündungsfördernden Prostaglandinen. Diclofenac ist als Tablette, Tropfen, Kapseln, Zäpfchen, Pflaster, Gel oder Injektionslösung erhältlich. Bekannt sind das Schmerzgel Voltaren oder die Voltaren-Schmerztabletten. Lieferengpässe mit dem Wirkstoff Diclofenac kommen insbesondere bei verschreibungspflichtigen Produkten wegen unzureichender Produktionskapazitäten vor. Diclofenac ist in oraler Form mit Einzeldosierungen bis zu 25 mg ohne Rezept erhältlich, Gele und Cremes sind bis zu einem Gehalt von 5 % nicht verschreibungspflichtig.

Heilanzeigen sind leichte bis mäßig starke Schmerzen, typischerweise Gelenkschmerzen infolge von Arthrose oder rheumatoider Arthritis, schmerzhafte Schwellungen, Zerrungen, Prellungen, Fieber.

Nebenwirkungen Magen-Darm-Beschwerden wie Übelkeit, Erbrechen, Durchfall; hemmt die Bildung der Magenschleimhaut und kann eine Gastritis oder ein Ulcus begünstigen. Die Einnahme des Schmerzmittels Diclofenac kann bei Herzpatienten das Risiko für Herzinfarkte und Schlaganfälle deutlich erhöhen.

Wechselwirkungen Sind mit anderen NSAR einschließlich Salicylaten und weiteren Arzneistoffen möglich. Sprechen Sie Ihren Arzt oder Apotheker an.

Gegenanzeigen Offene Hautverletzungen, Infektionen der Haut, letztes Schwangerschaftsdrittel, Kinder und Jugendliche unter 16 Jahre, Allergie gegen Diclofenac oder einen der sonstigen Bestandteile, bekannte Reaktionen des Atemtrakts (Asthma), schwere Leber- und Nierenfunktionsstörungen.

Es ist nicht ratsam, Tabletten für Kinder einfach zu teilen. Beachten Sie immer die Gegenanzeigen: Bei Schmerzmitteln gibt es häufig Warnhinweise und Einschränkungen für Kinder und Jugendliche.

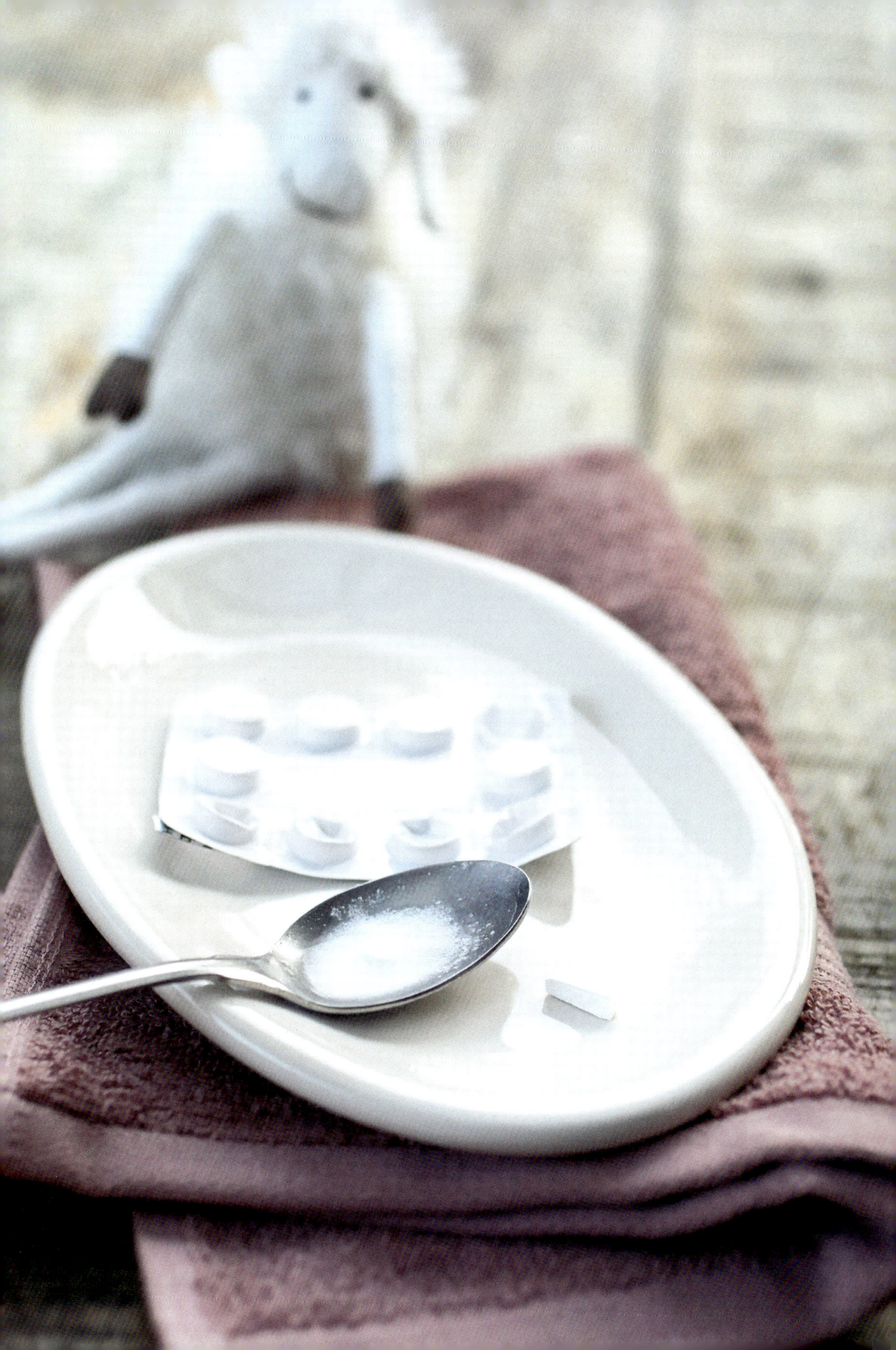

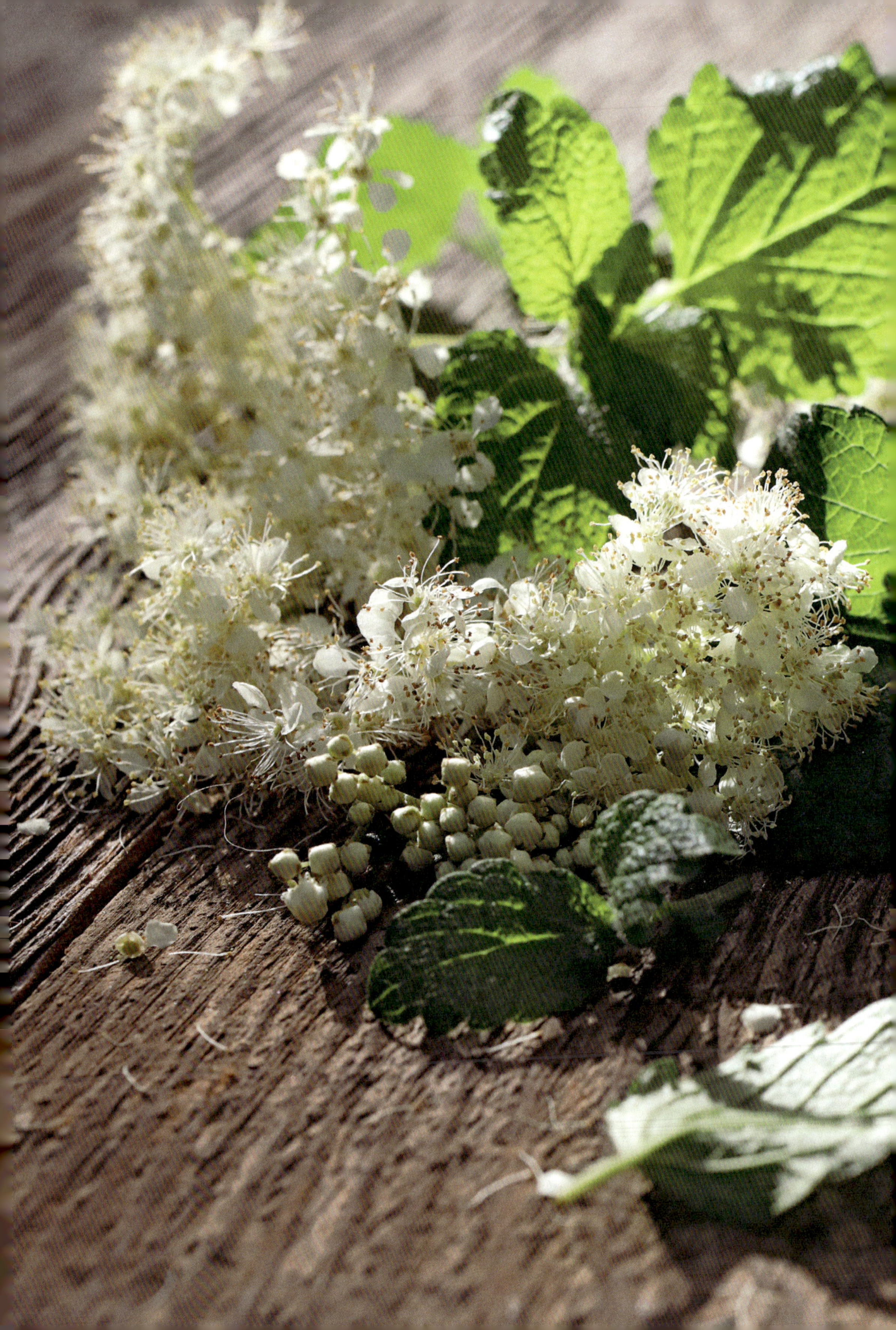

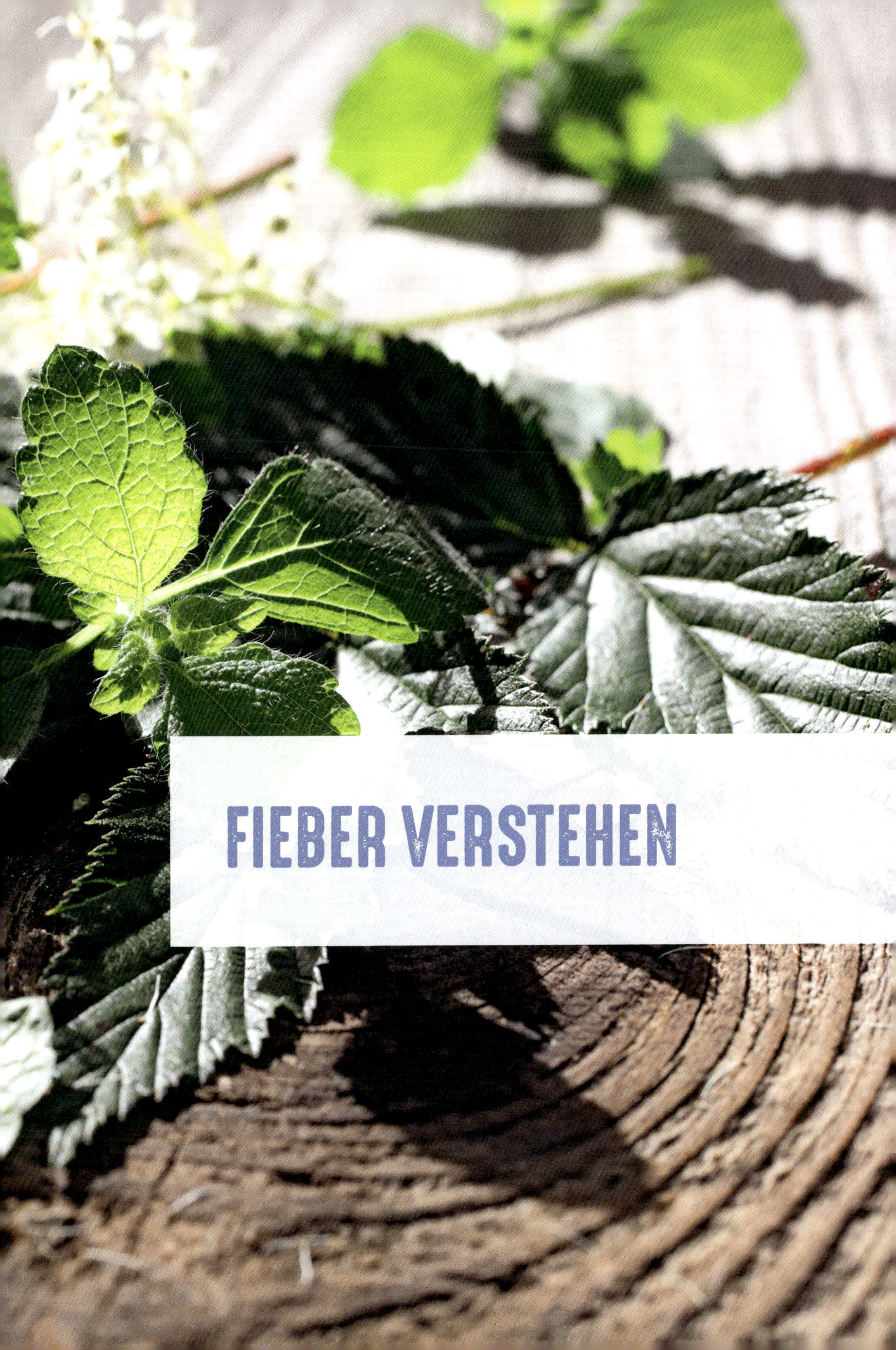

FIEBER VERSTEHEN

WAS IST FIEBER?

Ein rotglühendes Gesicht, glänzende Augen, ein prüfendes Fühlen der heißen Stirn und schließlich der Griff zum Thermometer – zuverlässig erkennen die meisten Menschen, wenn sie Fieber haben. Die Regulation der Körpertemperatur gehört zu den lebenswichtigen Aufgaben unseres Organismus. Sie ist wichtig für die Aufrechterhaltung wesentlicher Funktionen und Stoffwechselprozesse. Da viele Zellen der Immunabwehr bei einer erhöhten Körpertemperatur besser arbeiten können, wird beispielsweise beim Eindringen von Krankheitserregern Fieber ausgelöst. Fieber ist also eine natürliche und wichtige Reaktion des Körpers.
Unter Fieber versteht man eine Erhöhung der Körpertemperatur, gesteuert durch das Gehirn, über die normalen täglichen Variationen hinaus. Im Gegensatz dazu wird bei von außen zugeführter Wärme (Beispiel Saunabesuch oder Behandlungsverfahren mit Überwärmung) von Hyperthermie gesprochen. Die zentrale „Schaltstelle" beziehungsweise der Regler für die Körperkerntemperatur ist der Hypothalamus im Zwischenhirn. Im Gehirn und im Körperkern stellt er normalerweise die Temperatur zwischen 36 und 37 °C ein.

„Gebt mir die Macht, Fieber zu erzeugen, und ich heile jede Krankheit.“

Parmenides, griech. Arzt und Philosoph (540–480 v. Chr.)

TEMPERATURSCHWANKUNGEN

Auch bei gesunden Menschen schwankt die Körpertemperatur im Tagesverlauf. Morgens werden im Durchschnitt 36,2 °C gemessen; im Laufe eines Tages kann die Temperatur bis zu 1 °C steigen, eine hohe körperliche Aktivität und weitere Faktoren können den Körper sogar um bis zu 2 °C erwärmen. Vielleicht haben Sie schon bemerkt, dass Fieber abends meist ansteigt. Das ist ganz normal, denn die Körpertemperatur ist abends höher als morgens.
Gesunde Babys und Kinder haben in der Regel eine Körperkerntemperatur zwischen 36,5 und 37,5 °C. Sie zeigen Fieber mit einem heißen und geröteten Gesicht, kalten Händen und Füßen, Anzeichen von Abgeschlagenheit, Antriebslosigkeit und mehr Weinen.
Bei Frauen im gebärfähigen Alter ist während des monatlichen Zyklus eine Temperaturschwankung zu erkennen. In der zweiten Zyklushälfte – also ab dem Eisprung bis zum Einsetzen der nächsten Periode – steigt die Körpertemperatur um etwa 0,3–0,5 °C an und fällt mit Einsetzen der Blutung wieder ab.
Mit zunehmendem Alter hingegen nimmt die Körpertemperatur eines Menschen ab. Alle zehn Lebensjahre sinkt sie um etwa 0,1 bis 0,15 °C. Aus diesem Grund haben ältere Menschen häufig selbst bei schweren Infektionserkrankungen keine deutlich erhöhten Temperaturwerte mehr.

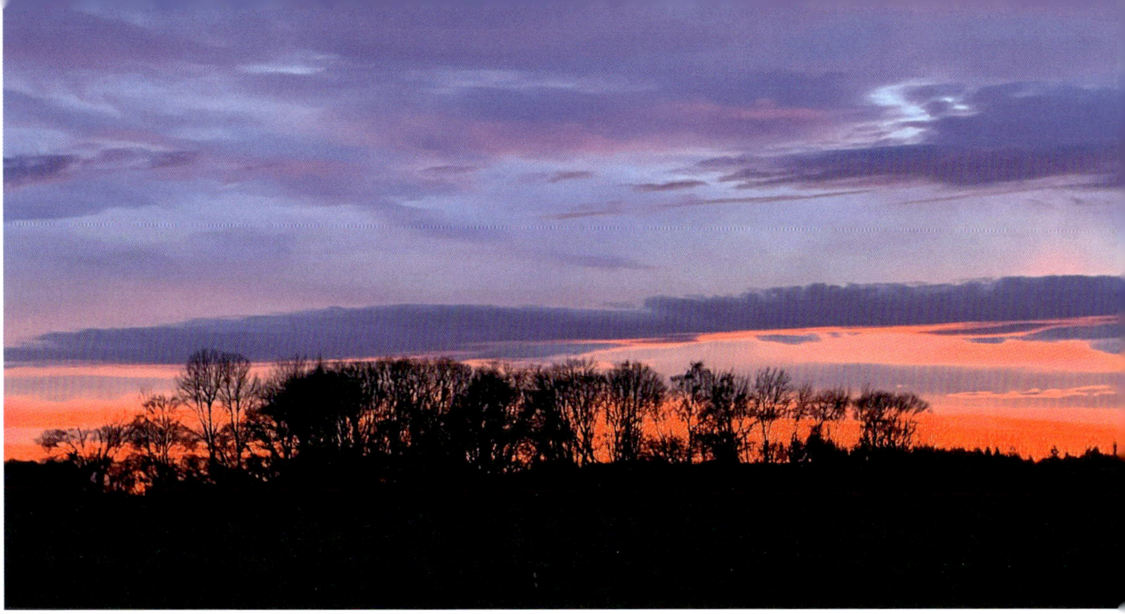

Abends ist die Körpertemperatur meist höher als morgens.

FIEBERSTADIEN

Steigt die Körpertemperatur auf Werte oberhalb von 38 °C, spricht man von Fieber. Eine Körpertemperatur über 42,6 °C ist meist tödlich, da ab diesem Wert durch denaturierte Proteine Organ- und Gewebeschäden auftreten. Dazwischen gibt es mehrere Fieberstadien. Die Angaben beziehen sich auf die rektale Messung.

Erhöhte Temperatur (subfebrile T.) Temperaturen zwischen 37,5 und 38 °C werden als subfebril bezeichnet. Mögliche Ursachen sind Infektionen durch Bakterien oder Viren, aber auch leichter Hitzschlag, intensiver Sport, Tumoren oder eine Tuberkulose.

Leichtes Fieber Ab 38 °C wird in der Medizin von Fieber gesprochen. Leichtes Fieber liegt vor bei Messwerten zwischen 38,1 und 38,5 °C. Bei Kindern können Flüssigkeitsmangel, Zahnen, Erkältung oder beginnende Infekte zu diesen Werten führen. Bei Säuglingen unter drei Monaten sollte auch leichtes Fieber ärztlich abgeklärt werden.

Mäßiges Fieber Temperaturen zwischen 38,6 und 39 °C gelten als mäßiges Fieber. Sie kommen bei vielen Infektionskrankheiten wie Grippe oder Mandelentzündung vor.

Hohes Fieber Bei Messwerten zwischen 39,1 bis 39,9 Grad Celsius besteht hohes Fieber. Hohes Fieber kann im Einzelfall auch gefährlich werden. Deshalb gehören fiebersenkende Anwendungen zu den grundlegenden Kenntnissen.

Sehr hohes Fieber Darunter versteht man eine Körpertemperatur von mehr als 40 °C. Kreislaufprobleme kommen häufiger bei sehr hohem Fieber vor. Fiebersenkende Maßnahmen wie kalte Wadenwickel und viel Flüssigkeit sind hier besonders effektive Gegenmaßnahmen.

Extrem hohes Fieber Natürliches Fieber erreicht selten Werte über 41 °C. Ab 41,1 °C spricht man vom hyperpyretischen Fieber, einer lebensbedrohlichen Situation, da dann die menschlichen Eiweißmoleküle beeinträchtigt werden können. Ärztlicher Rat sollte hier stets eingeholt werden.

Die verschiedenen Fieberstadien

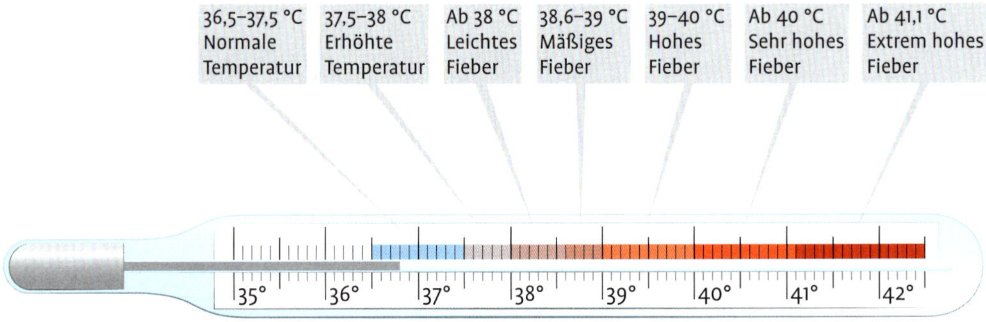

Fieber ist ein Symptom – keine Krankheit

Fieber ist keine eigenständige Krankheit, sondern eine wichtige Reaktion des Körpers, die viele Ursachen haben kann. Meist ist eine erhöhte Körpertemperatur eine natürliche Schutzreaktion, ausgelöst durch die körpereigene Abwehrreaktion unseres Immunsystems, um beispielsweise Krankheitserreger abzuwehren.

WIE ENTSTEHT FIEBER?

Was bringt unseren Körper dazu, sich plötzlich aufzuheizen wie ein Backofen und uns Schüttelfrost und Schwitzattacken zu bescheren? In unserem Gehirn befindet sich eine Art Wärmeregulationszentrum – der sogenannte Hypothalamus. Der hat zwar auch noch andere Funktionen wie Steuerung der Atmung, Sexualverhalten, Flüssigkeits- oder Nahrungsaufnahme. Stellen Sie ihn sich vor wie ein Thermostat, welches auf einen Sollwert von rund 37 °C eingestellt ist. Fieber entsteht, wenn der Hypothalamus die Körpertemperatur mittels wärmesensitiver Neurone höher als normal einstellt, damit bestimmte Stoffwechsel- und Abwehrvorgänge schneller ablaufen. Immunkompetente Zellen, die Antikörper produzieren, kommen so schneller an den Zielort, wo sich beispielsweise Bakterien oder Viren sammeln. Zusätzliche Muskelarbeit, die sich durch Zittern zeigt, und das Engstellen von Gefäßen in den Armen und Beinen begünstigen den Temperaturanstieg in der Körpermitte. Auslöser sind sowohl körpereigene als auch körperfremde Stoffe. Beispiele dafür sind Krankheitserreger wie Viren, Bakterientoxine, Parasiten (Beispiel Malaria) oder Pilze, die alle die erhöhte Temperatur schlecht vertragen, aber auch körpereigene Botenstoffe wie Prostaglandine, welche zum Gehirn gelangen.

FIEBERAUSLÖSENDE KRANKHEITEN

Was das Fieber hervorruft, sollte stets geklärt werden. Kinder, insbesondere Kleinkinder, fiebern weitaus schneller als Erwachsene, da das Immunsystem gegen viele Krankheitserreger noch keine

Abwehrstoffe gebildet hat. Somit reagieren sie beim ersten Kontakt mit einem Virus oder Bakterium meist mit hohem Fieber.
Typische Infektionen, die Fieber bei Kindern verursachen, sind: grippale Infekte, Mittelohrentzündung, Mandelentzündung, Bronchitis, Harnwegsinfekte, Magen-Darm-Infektionen, die klassischen Kinderkrankheiten Dreitagefieber, Mumps, Masern, Röteln, Scharlach, Windpocken, aber auch Impfungen können Fieber hervorrufen.
Bei Erwachsenen hingegen sind eher die echte Grippe, COVID-19 (Corona verläuft bei Kindern milder als bei Erwachsenen und häufiger asymptomatisch), rheumatische Erkrankungen, Krebserkrankungen, Autoimmunerkrankungen, Lungenentzündung, Streptokokken-Infektionen, Nierenbeckenentzündung oder eitrige Abszesse Auslöser für Fieber. Eine Entgleisung des Stoffwechsels durch eine Schilddrüsenüberfunktion, durch überdurchschnittlich hohen Flüssigkeitsverlust oder bestimmte Arzneimittel (Antibiotika, Zytostatika) und Drogenkonsum können ebenso zu Fieber führen.

FIEBER ERKENNEN

Nicht immer ist gleich ein Fieberthermometer zur Hand. Es gibt aber Symptome, die auf Fieber hindeuten können. Dazu zählen:

- heiße und gerötete Haut an Stirn und Kopf, glänzende Augen, kühle Füße und Hände als bedeutsamste Zeichen (Leitsymptome),
- Frösteln oder Schüttelfrost (ein nicht kontrollierbares Muskelzittern),
- kalte Schweißausbrüche,
- Appetitlosigkeit, aber verstärkter Durst,
- schneller Puls und eine erhöhte Atemfrequenz,
- trockene und belegte Zunge, spröde Lippen,
- Müdigkeit, Kraftlosigkeit, Schwindel, Alpträume,
- Unruhe und Verwirrtheit kommen besonders oft bei älteren Menschen vor.

DER TYPISCHE FIEBERVERLAUF

Der Verlauf der Fieberkurve – einer graphischen Darstellung der Fiebertemperatur in Abhängigkeit von der Zeit – gibt Medizinern Hinweise auf die Fieberursache. Typischerweise verlaufen Fieberkurven wie auf der Folgeseite beispielhaft gezeigt ab. Bei Abweichungen von die-

Fieber bewirkt, dass bestimmte Vorgänge im Körper schneller ablaufen.

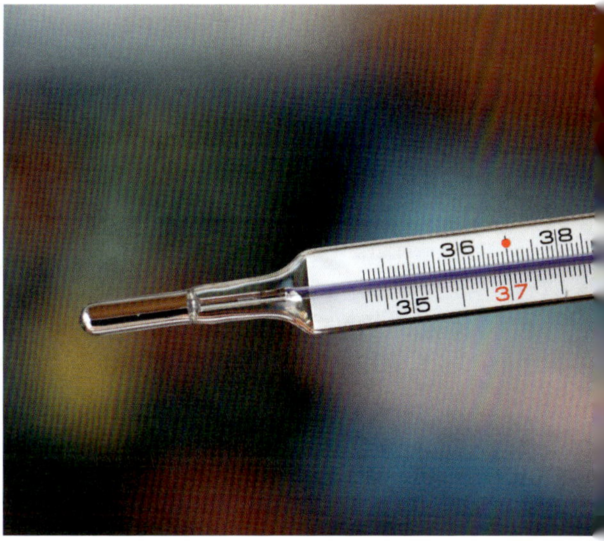

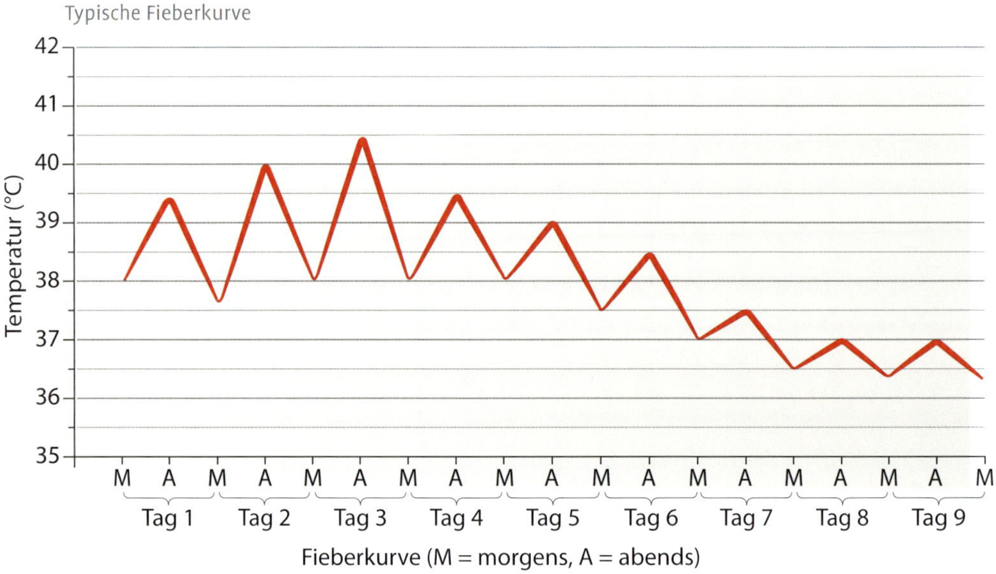

sem Schema oder einem hohen Fieberanstieg sollten Sie einen Arzt hinzuziehen. Beispielsweise sind stark schwankende Fieberkurven Anzeichen für eine chronisch-septische Erkrankung, Fieber mit fieberfreien Tagen Anzeichen für Malaria, kontinuierliches Fieber ohne große Schwankungen am Morgen und Abend Anzeichen für eine Lungenentzündung durch Pneumokokken oder auch Scharlach und stark schwankende Temperaturunterschiede zwischen Morgen und Abend eher typisch für eine Nierenbeckenentzündung.

Wichtig zu wissen

- Die Höhe, die das Fieber erreicht, sagt nichts bis wenig über die Gefährlichkeit des Erregers aus. Je höher das Fieber, desto schlimmer die zugrunde liegende Krankheit wäre ein Schluss, den man so nicht ziehen kann.
- Die Frage, ab welcher Temperatur Fieber gesenkt werden muss, lässt sich nicht allgemeingültig beantworten. Eine 2022 veröffentlichte Studie kam zu dem Ergebnis, dass die Fiebertherapie das Risiko von Tod und schwerwiegenden unerwünschten Ereignissen nicht beeinflusst.
- Auch bei Kindern gibt es derzeit keine klaren Leitlinien. Die Deutsche Gesellschaft für Kinderheilkunde und Jugendmedizin gibt keine absolute Grenze an, ab der eine Fiebersenkung notwendig ist. Der Berufsverband der Kinder- und Jugendärzte rät Eltern, ihren Kindern erst bei Temperaturen deutlich über 39 °C in Absprache mit einer Ärztin oder einem Arzt fiebersenkende Mittel zu verabreichen.

Die drei Fieberphasen

> In der ersten Phase steigt das Fieber bis zu einer bestimmten Temperatur an. Steigt die Temperatur, ist das oft mit Schüttelfrost, Frieren, Blässe, kalten Händen und Füßen verbunden, denn der Körper zieht die Wärme aus den Extremitäten ab. Hier sind Wärmezufuhr, Holunderblüten-, Lindenblüten-Tee oder Mädesüßkraut das richtige Mittel.

> In der zweiten Phase wird die erreichte Temperatur gehalten. Die Immunabwehr läuft nun auf Hochtouren. Die Haut ist heiß bis zu den Waden, die Atmung ist schnell. Bei Babys sind feuchtwarme Pulswickel sinnvoll. Bei Kindern und Erwachsenen können in diesem Stadium Wadenwickel angewandt werden.

> In der dritten Phase sinkt das Fieber wieder zurück auf Normaltemperatur. Dies kann begleitet sein von geröteter, warmer Haut, Schwitzen und Durst. Ein sehr schneller Fieberabfall soll jedoch vermieden werden, da daraus ein Kreislaufversagen resultieren kann. Teil- und Ganzkörperwaschungen mit Pfefferminze können unterstützen. Nicht vergessen: immer viel trinken – am besten Tees oder Wasser mit einer angenehmen Trinktemperatur.

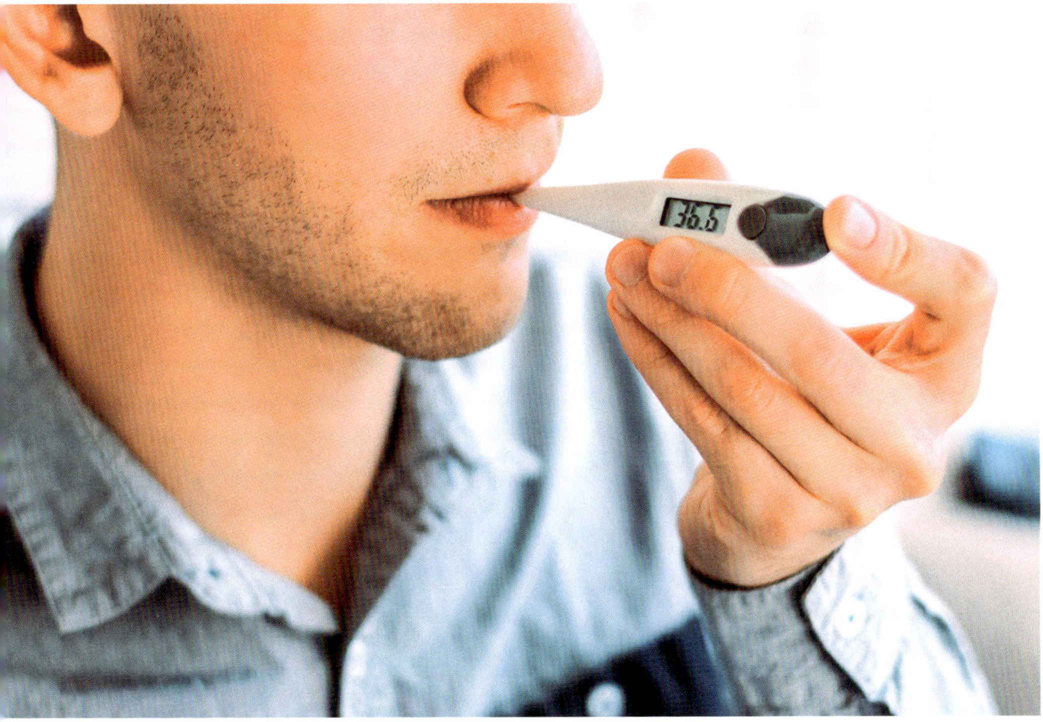

30 Minuten vor der Fiebermessung unter der Zunge sollte nichts Kaltes oder Heißes getrunken werden, um das Ergebnis nicht zu verfälschen.

DER RICHTIGE UMGANG MIT FIEBER

DAS RICHTIGE FIEBERTHERMOMETER FÜR MICH

Für eine genaue Messung und ein frühzeitiges Erkennen von Fieber ist ein Fieberthermometer nötig. Im Handel sind verschiedene Varianten erhältlich. Egal für welche Sie sich entscheiden: Alle haben sie Vor-, aber auch Nachteile.

Glasthermometer

Die Klassiker unter den Thermometern. Die analogen Thermometer zählen zu den Ausdehnungsthermometern und haben eine lange Tradition. Bei Kontakt mit dem warmen Körper dehnt sich die Säule aus. Die Fiebermessung kann wahlweise im Anus (genaueste Messung), unter der Zunge oder in der Achselhöhle erfolgen. Glasthermometer sind keineswegs veraltet – wie oft angenommen. Durch den geschlossenen Glaskörper lassen sich Glasthermometer im Ganzen desinfizieren, und sie eignen sich gut für PatientenInnen mit einer Nickel-Kontaktallergie, bei denen die Verwendung von elektronischen Messfühlern problematisch ist. Schon lange enthalten Glasthermometer kein giftiges Quecksilber mehr, sondern in der Regel Galinstan – ein Gemisch aus Gallium, Indium und Zinn. Galinstan klettert entsprechend der Temperatur in einem Glasröhrchen nach oben und die Temperatur kann an der nebenstehenden Skala abgelesen werden. Vor einer erneuten Messung wird das Thermometer geschüttelt, damit die Flüssigkeit an den Ursprungsort zurückkehren kann. Zu den Nachteilen von Glasthermometern zählt die Bruchgefahr und der relativ lange Messvorgang von rund drei Minuten. Ihre Vorteile bestehen darin, dass sie zu 100 % wasserdicht sind, leicht gereinigt und desinfiziert werden können und keine Batterie benötigen. Außerdem sind sie zuverlässig, umweltfreundlich und langlebig.

Digitale Fieberthermometer

Diese verfügen über eine elektronische Temperaturmesstechnik. In der Spitze des Thermometers befindet sich ein Sensor, der seine elektrische Leitfähigkeit ändert, wenn sich seine Temperatur ändert. Der gemessene Wert wird auf einem LCD-Display angezeigt. Die Messung kann im Anus, unter der Zunge oder in der Achselhöhle erfolgen. Diese Thermometer haben gegenüber den analogen Thermometern einige Vorteile, wie höhere Bruchfestigkeit, schnellere Messung, akustisches Signal am Ende des Messvorgangs sowie einfache Ablesbarkeit. Zudem sind digitale Fieberthermometer sehr günstig. Der Nachteil ist die Notwendigkeit von Batterien, und viele Produkte enthalten allergieauslösendes Nickel an der Messspitze. Reinigen Sie die Messspitze nach jeder Anwendung mit einem Desinfektionsmittel. Am besten geschieht das mit Reinigungsalkohol oder warmem Seifenwasser.

Infrarotthermometer

Es gibt sie als Ohrthermometer mit und ohne Einweg-Hygienehülle und als Stirnthermometer. Ohrthermometer messen die vom Trommelfell abgestrahlte Wärme, Stirnthermometer die von der Oberfläche der Haut abgestrahlte Wärme. Manche Stirnthermometer werden direkt auf die Haut aufgesetzt, andere funktionieren auch aus kurzer Entfernung. Letztere analysieren sowohl die Haut- als auch die Umgebungstemperatur – der endgültige Messwert berechnet sich aus beiden Informationen.

Infrarotthermometer liefern bereits nach zwei bis vier Sekunden ein Ergebnis. Besonders bei schlafenden Patienten oder unruhigen Kindern können diese Thermometer eine nützliche Alternative zur Erkennung von Fieber sein. Allerdings können die ermittelten Werte um bis zu 2 °C von der Körperkerntemperatur abweichen. Unterm Strich sind die Messungen fehleranfällig und nicht sehr genau. Gute Ohrthermometer können zudem recht teuer sein. Stirnthermometer sind am wenigsten erprobt. In Arztpraxen oder Kliniken werden sie so gut wie nicht verwendet. Zudem sind die Geräte eher hochpreisig.

ZUVERLÄSSIG FIEBER MESSEN

Wer seine Körpertemperatur messen möchte, sollte wissen, dass diese nicht überall im Körper gleich ist. Prinzipiell ist es ratsam, während des Krankheitsverlaufs auch bei der gewählten Messmethode zu bleiben, denn so können AnwenderInnen die Werte bestmöglich miteinander vergleichen und den Krankheitsverlauf beobachten. Die Messgenauigkeit hängt letztlich aber auch davon ab, ob das Thermometer korrekt benutzt wird. Anwendungsfehler (Falschpositionierung etc.) können in jedem Fall Messungenauigkeiten verursachen und sind nicht immer durch technisch bedingte Messabweichungen bedingt.

Messen Sie die Temperatur nur in sauberen Ohren.

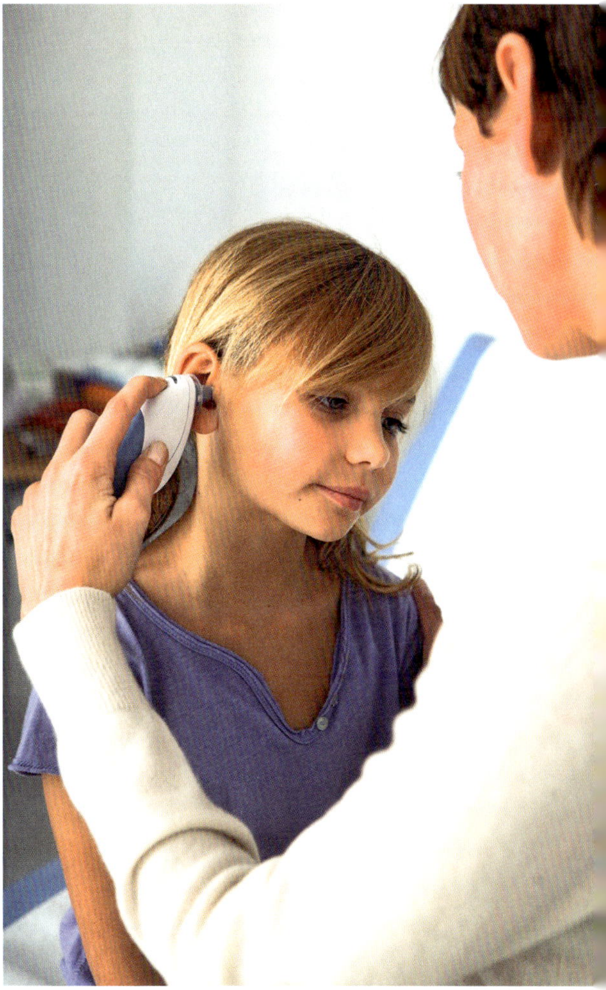

Messen im Po

Das genaueste Messergebnis erhält man bei einer rektalen Messung, also im Po, da man dort der Körperkerntemperatur am nächsten kommt. Für die rektale Messung legen Sie sich bzw. das Kind am besten auf den Rücken oder in Seitenlage und winkeln die Beine an. Um Verletzungen, gerade bei Säuglingen, Babys und Kleinkindern zu vermeiden, können Sie die Messspitze des Thermometers zusätzlich einfetten (z. B. mit Vaseline). Führen Sie das Thermometer circa 2 cm tief in den After ein. Das gelingt bei entspannter Körperhaltung am besten. Während des Messvorgangs muss das Thermometer festgehalten werden, um ein Herausgleiten oder -pressen zu verhindern. Danach Hände und Thermometer gründlich mit einem Desinfektionsmittel reinigen.

Es hängt immer vom individuellen Fall ab, ob ein Mensch mit Fieber von einem Arzt untersucht werden sollte.

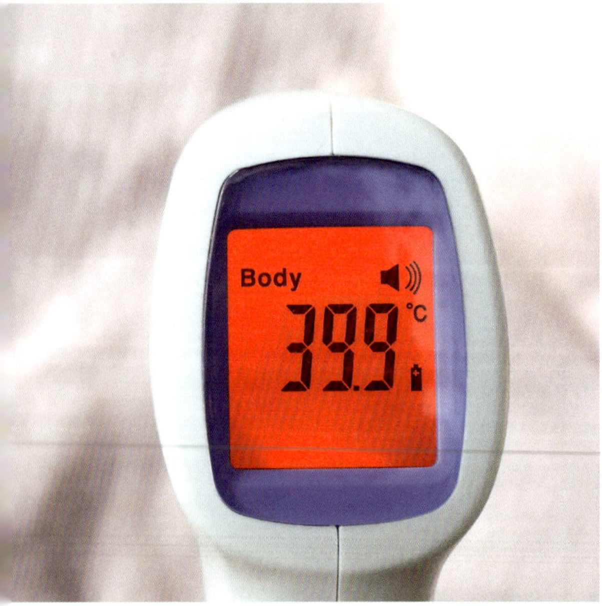

Messen unter der Zunge

Bei der sublingualen Fiebermessung platzieren Sie das Fieberthermometer unter der Zunge. Während der Messung durch die Nase atmen, die Zunge möglichst ruhig halten und darauf achten, dass die Lippen geschlossen sind. Nach dem akustischen Signal können Sie den Wert ablesen. Bei einem Glasthermometer dauert die Messung unter der Zunge bis zu fünf Minuten. Der Wert ist etwa 0,4 °C niedriger als rektal. Circa 30 Minuten vor der Messung sollte nichts Kaltes oder Heißes getrunken werden, um das Ergebnis nicht zu verfälschen. Die Messung eignet sich zudem nicht gut bei verstopfter Nase, durch die Sie schlecht Luft bekommen. Für Kleinkinder ist diese Messmethode nicht geeignet, da die Verletzungsgefahr zu groß ist.

Messen in der Achselhöhle

Das Thermometer wird unter die Achselhöhle geklemmt. Die Temperatur unter der Achsel ist meistens um circa 0,5 °C niedriger als im Inneren des Körpers. Diese Messmethode ist im Vergleich zu andern sehr ungenau, vor allem, wenn man sich bewegt. Von ihr wird heute meist abgeraten.

Messen an der Stirn

Die Stirn muss für die Messung sauber und trocken sein. Schweiß und Schmutz beeinflussen die Infrarotstrahlung und damit das Messergebnis. Ein Stirnthermometer wird für die Messung direkt auf die Haut aufgelegt, kontaktlose Geräte in einem Abstand von etwa 2–3 cm gehalten. Im Vergleich zu anderen Methoden ist diese Messung weniger genau, weshalb sie eher als Orientierungshilfe gedacht ist.

Messen im Ohr

Stellen Sie sicher, dass der Gehörgang sauber ist und sich dort kein Ohrenschmalz befindet. Für genaue Messwerte muss der Sensor die Wärmestrahlen des Trommelfells auffangen. Dafür muss der Gehörgang etwas „begradigt" werden. Das lässt sich erreichen, indem man das Ohr leicht nach hinten-oben zieht und dann den Sensor in den Gehörgang schiebt. Wenn das Finish-Signal ertönt, können Sie das Thermometer vorsichtig herausziehen und den Wert ablesen. Für Babys unter neun Monaten ist die Messung mittels Ohrthermometer ungeeignet, da der Gehörgang zu eng ist. Auch bei Entzündungen des Innenohrs ist diese Messmethode unzuverlässig.

WANN DEN ARZT KONSULTIEREN?

Grundsätzlich ist der menschliche Körper in der Lage, mit hohen Temperaturen umzugehen. Beispielsweise ist es beim Dreitagefieber von Kindern sogar typisch, dass die Fieberkurve auf über 40 °C steigt und dies keine bleibenden Schäden hinterlässt. Ein fieberndes Kind kann normalerweise zuhause versorgt werden. Durchschnittlich hat nur jedes hundertste Kind mit Fieber eine ernste Erkrankung, die ärztlich behandelt werden muss.
Und doch gibt es Situationen und Warnzeichen, bei denen schnell ein Arzt oder eine Ärztin aufgesucht werden sollte. Diese sind:

- Das Fieber lässt sich nicht senken oder steigt sehr schnell an,
- Das Fieber tritt schubweise oder wiederholt auf,
- bei Kopfschmerzen, steifem Nacken, Lichtempfindlichkeit (cave: Notfall!),
- Beeinträchtigung der Atmung (Atemnot, Kurzatmigkeit), Herzrasen,
- Beschwerden wie Übelkeit, Erbrechen, starke Durchfälle,
- Hautausschläge,
- Anzeichen von Austrocknung (spröde Lippen, positiver Hautfaltentest): Drücken Sie die Haut am Handrücken zu einer Hautfalte zusammen. Bei ausreichend Flüssigkeit im Körper glättet sich die Haut unmittelbar wieder, während die Falte bei einer Dehydration mehrere Sekunden stehen bleiben kann.
- Schließlich sollte man auch auf das Bauchgefühl hören, welches sagt, dass hier etwas nicht stimmt.
- Auch bei Menschen mit Vorerkrankungen und bei älteren Menschen sollte ein Arzt oder eine Ärztin aufgesucht werden, um eine medizinische Einschätzung zu erhalten. Bei Neugeborenen und Säuglingen unter drei Monaten gelten noch strengere Regeln. Diese sollten bei Fieber schon ab 38 °C viel zügiger als ältere Kinder und innerhalb weniger Stunden dem Arzt vorgestellt werden, um beispielsweise eine Sepsis (Blutvergiftung) nicht zu übersehen. Auch bei Babys zwischen drei und zwölf Monaten sollten Eltern aufpassen. Beginnt das Fieber abends und hält über Nacht an, sollten Sie spätestens am nächsten Morgen zum Kinderarzt gehen.

- Auf jeden Fall sollte ein Arztbesuch (ggf. Notfallpraxis oder Notaufnahme) erfolgen, wenn Kinder oder Erwachsene keine Flüssigkeit zu sich nehmen, schwerkrank oder apathisch wirken.

Kinder mit Fieberkrämpfen

Ein Fieberkrampf kann Eltern in Angst und Schrecken versetzen. Fieberkrämpfe zeigen sich durch unwillkürliche Zuckungen und Versteifungen der Arme und Beine, manchmal erschlaffen die Gliedmaßen. Hinzu können eine Blaufärbung der Lippen oder auch ein Bewusstseinsverlust kommen. Fieberkrämpfe kommen bei 2–5 % aller Kinder insbesondere ab dem 6. Lebensmonat bis zum 5. Lebensjahr vor und dauern in der Regel mehrere Minuten an. Ausgelöst werden sie vom Gehirn, das in einer bestimmten Entwicklungsphase auf Fieber mit Krampfanfällen reagiert. Früher wurde oft geraten, bei Kindern, die zu Fieberkrämpfen neigen, schon frühzeitig mit der Therapie mittels fiebersenkender Medikamente zu beginnen. Dies wird heute nicht mehr empfohlen, da nachgewiesen ist, dass die frühe Fiebersenkung entgegen der Erwartung nicht die Entstehung von Fieberkrämpfen verhindert. Falls es in der Vergangenheit zu einem Fieberkrampf kam, legt der Kinderarzt das individuelle Vorgehen fest. Glücklicherweise bleibt ein Fieberkrampf in der Regel ohne gesundheitliche Folgen.

DIE HEILKRAFT DES FIEBERS NUTZEN

Trotz des Wissens, dass Fieber eine natürliche Reaktion des Körpers ist, hat in den letzten Jahrzehnten die Angst davor eher zu- als abgenommen. Leider ist es heutzutage üblich, in vom Körper ausgelöste Gesundheitsprozesse einzugreifen, beispielsweise durch fiebersenkende Medikamente, und das lange, bevor für den Körper eine echte Gefährdung besteht. Mittlerweile ist Fieber einer der häufigsten Gründe dafür, dass Kinder einem Kinderarzt vorgestellt werden oder in die Notaufnahme gebracht werden. Das bringt viele Praxen an ihr Limit.
Fieber besitzt jedoch eine Heilkraft, welche von keinem Arzneimittel übertroffen wird, und stellt eine wichtige Reaktion des Körpers dar, um wieder gesund zu werden. Kindern ein Fiebermittel zu geben oder als ansonsten gesunder Erwachsener bei Mandelentzündung ein Schmerz- und Fiebermittel zu nehmen, nur weil Fieber besteht, ist erstmal völlig sinnfrei und manchmal sogar schädlich. Die Krankheit kann dadurch sogar länger dauern, da das vom Körper erzeugte Fieber dazu dient, die Krankheitserreger in Schach zu halten. Vertrauen Sie also auf den inneren Arzt Ihres Kindes beziehungsweise auf sich selbst.
Fieber dient als eine Art Waffe gegen Viren, Bakterien oder Parasiten. Dringen diese in den Körper ein, wird die Temperatur hochgefahren, um die Eindringlinge zu schwächen, ihre Vermehrung zu bremsen oder sie im besten Fall ganz zu zerstören. Die meisten Eindringlinge sind auf Temperaturen zwischen 36 und 37 °C

eingestellt und bekommen bei höheren Temperaturen echte Probleme. Zusätzlich fördert die erhöhte Temperatur die Aktivität bestimmter Immunzellen. Unsere körpereigene Abwehr arbeitet bei Hitze einfach noch effizienter. Das Ankurbeln des Stoffwechsels funktioniert beispielsweise über eine vermehrte Muskelarbeit – weshalb manche zu zittern beginnen. Kinder machen nach solchen Phasen häufig Entwicklungssprünge. Senken wir aber das Fieber künstlich mit Arzneimitteln, treten wir das natürliche Gesundungsprogramm mit Füßen. Infolge verliert der Körper auch immer mehr die Fähigkeit, Fieber zu entwickeln. Es ist nur in Ausnahmefällen sinnvoll, schon bei 38 oder 39 °C temperatursenkende Mittel einzunehmen. Dies sollte erst dann geschehen, wenn 40 °C überschritten werden oder das Fieber über längere Zeit über 39 °C bleibt. Selbst dann sollten Sie zunächst natürliche Therapien bevorzugen, wie sie auf den folgenden Seiten vorgestellt werden.

TIPPS FÜR ELTERN

Alle Eltern leiden mit den Kleinen, wenn es ihnen schlecht geht, sie zu quengeln beginnen und krank sind. Dennoch gilt als wichtige Regel: Dem Kind bei Fieber Ruhe und Gelassenheit vermitteln. So bekommt das Kind das Gefühl, Mama und Papa haben das Geschehen unter Kontrolle und die Situation im Griff. Wenn die wichtigsten Bezugspersonen des Kindes unruhig und nervös werden, hat das einen negativen Einfluss auf sein Immunsystem und seine Psyche. Behandeln Sie nicht das Fieber, behandeln Sie das fiebernde Kind. Ein Kind, das offensichtlich nicht leidet, ausreichend trinkt und einigermaßen schlafen kann, braucht keine Fiebersenkung, solange kein extrem hohes Fieber besteht. Zur Flüssigkeitszufuhr eignen sich Wasser, Tees (Rezepte finden Sie ab Seite 82), stark verdünnte Saftschorlen oder Brühe. Umgekehrt kann ein Kind von fiebersenkenden Maßnahmen profitieren, wenn es nicht trinkt oder schlecht schläft.

Fiebernde Kinder sind in der Regel matt und liegen im Bett oder auf dem Sofa. So geben sie dem Körper das, was er braucht: Ruhe und Schonung, denn alle Energie soll sich auf den Heilungsprozess konzentrieren. Eine zu früh herbeigeführte Fiebersenkung führt bei Kindern dazu, dass sie sich fitter fühlen. Sie stehen auf oder toben sogar und verschwenden so unnötige Energie, die das Immunsystem zum Gesundwerden benötigt. Kinder wie auch Erwachsene belasten bei körperlicher Anstrengung Herz und Kreislauf, und das führt nicht zur schnellen Gesundung.

Ein Fiebernder hat in der Regel keinen oder wenig Hunger. Der Körper arbeitet auf Hochtouren mit der Abwehrfunktion. Kommen noch schwere Speisen wie Pommes oder Fast Food hinzu, wird es vermutlich unerwünschte Reaktionen geben wie Übelkeit, Erbrechen oder Bauchschmerzen. Der Körper ist dann einfach überfordert mit der zusätzlichen Verdauungsfunktion. Rezepte für leicht verdauliche Fieberkost finden Sie ab Seite 86.

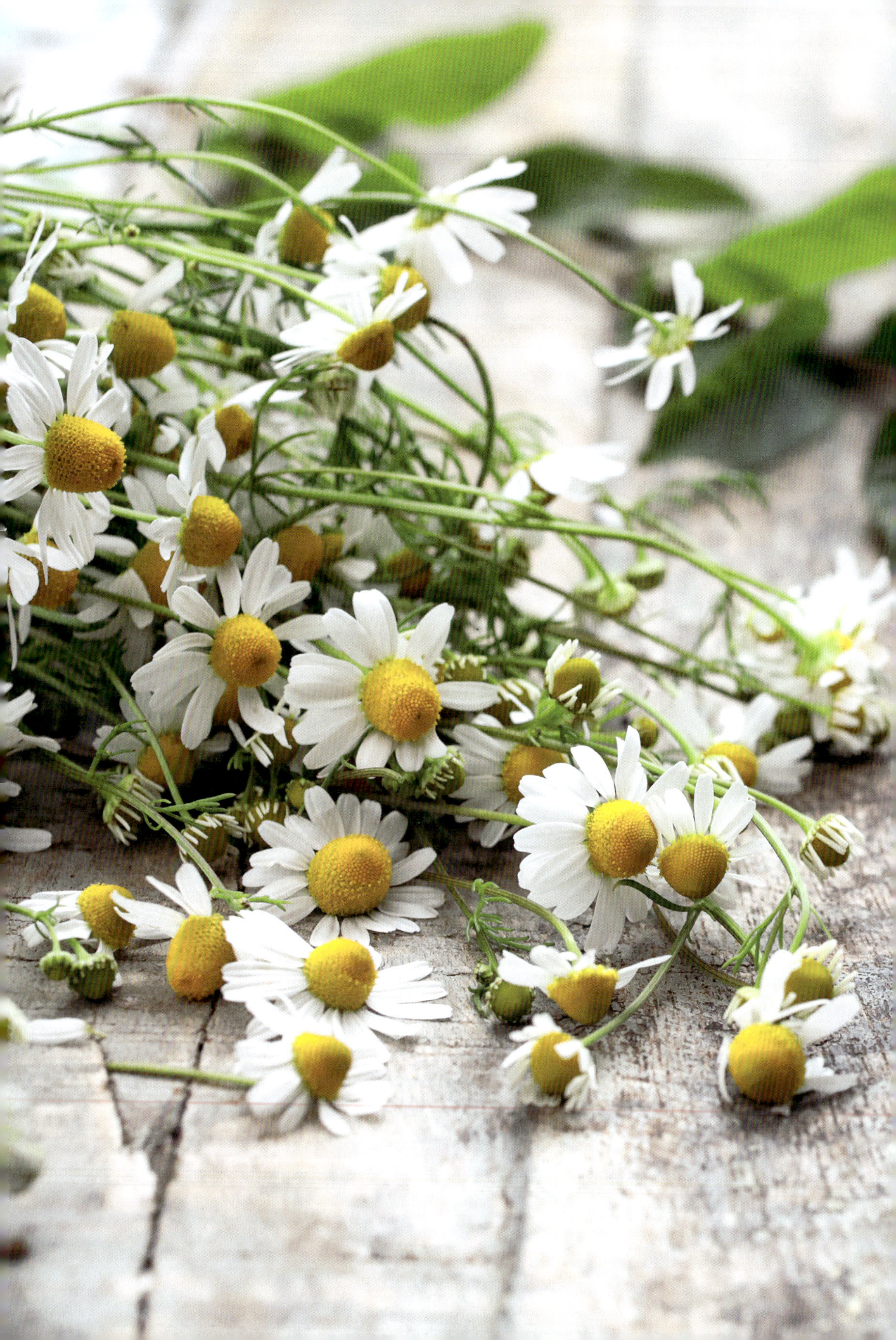

FIEBER LINDERN MIT HAUSMITTELN UND HEILPFLANZEN

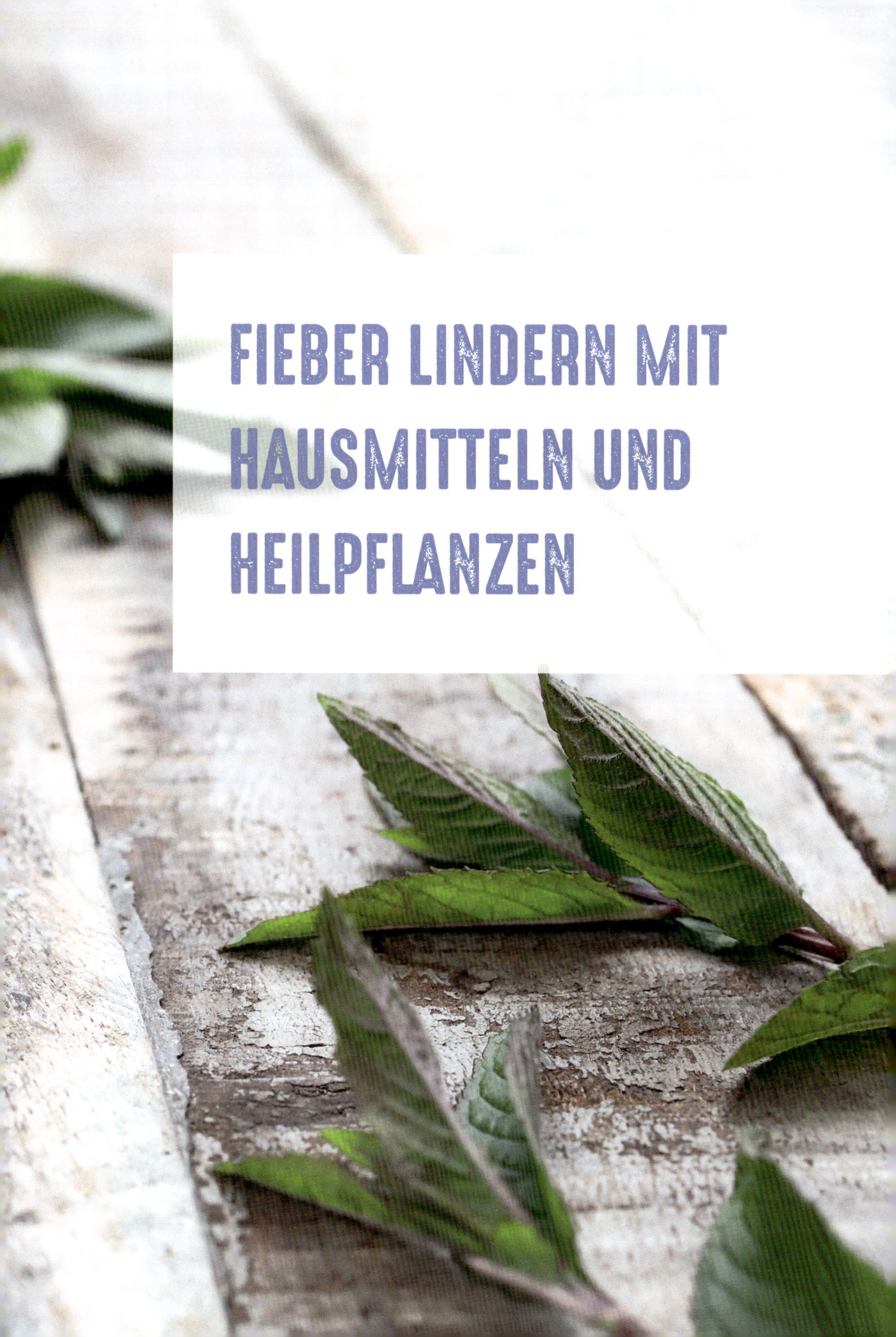

GUT GEWICKELT, KÜHL GEWASCHEN

Als die Menschen noch nicht auf fertige Präparate zurückgreifen konnten, war es selbstverständlich, Heilmittel in Eigenregie herzustellen. Heute ist dieses alte Wissen weitgehend in Vergessenheit geraten. Im folgenden Kapitel erfahren Sie, wie Sie fiebersenkende Anwendungen selbst herstellen können. Dabei geht es um einfache Verfahren wie das Anlegen eines Wickels oder die Zubereitung eines Heiltees. Ich wünsche Ihnen dabei viel Erfolg.

Wickel und Umschläge gegen Fieber

Diese Anwendungen haben eine lange Tradition in der Naturheilkunde und sind eine zuverlässige fiebersenkende Maßnahme ohne Einsatz von Medikamenten. Feuchte Wickel bestehen in der Regel aus drei Lagen: ein feuchtes Baumwoll- oder Leinentuch, das direkt auf der Haut liegt, ein trockenes Baumwolltuch, welches – etwas überlappend – darübergelegt wird, und ein Wolltuch zum Abdecken. Statt der ersten beiden Lagen können Sie auch ein einziges Tuch nehmen, das Sie der Länge nach in drei gleich große Teile falten, die Sie übereinanderschlagen.

Verwenden Sie für Wickel und Umschläge Naturfasern. Zusätze können die gewünschte Wirkung verstärken.

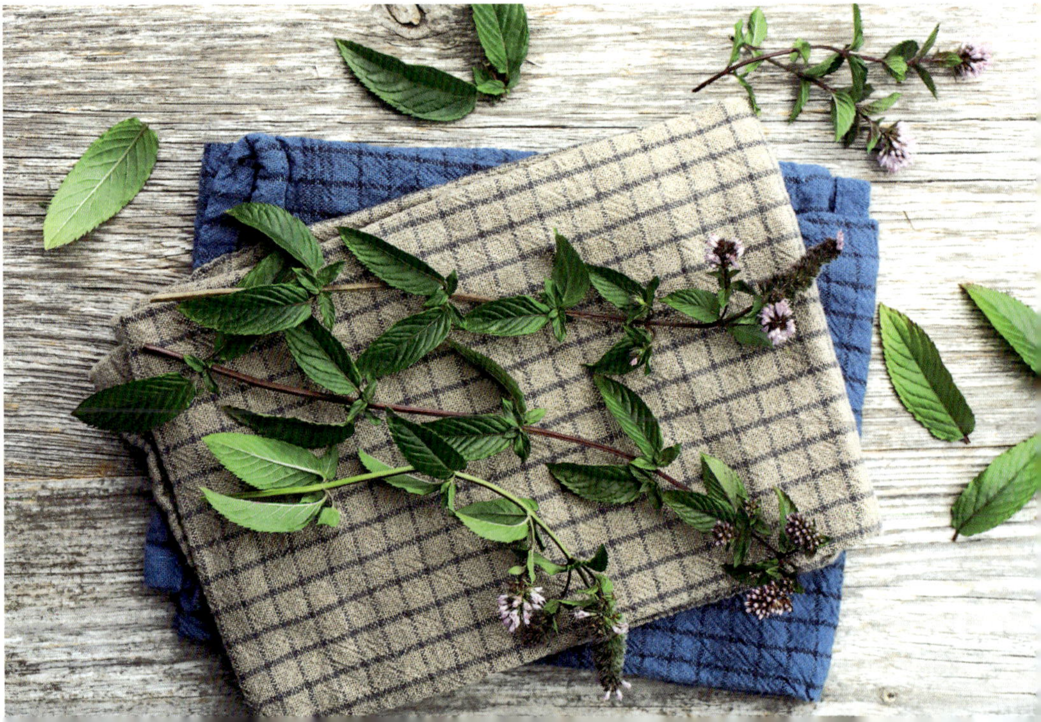

WADENWICKEL

Lauwarme feuchte Wickel entziehen dem Körper durch das kühle Wasser Wärme und aktivieren über das Wärmezentrum die Schweißbildung. Dadurch sinkt die Körpertemperatur.

Wirkung

Wadenwickel senken das Fieber um 0,5–1 °C und entlasten den Kopfbereich, indem sie von oben nach unten wirken. Das bedeutet, dass sich dadurch auch Benommenheit, Unruhe oder Kopfschmerzen bessern.

Anwendungsgebiete

Fieber bei Kindern ab dem 6. Lebensmonat. In der Regel mit Temperaturen deutlich über 39 °C und bestehender Unruhe.

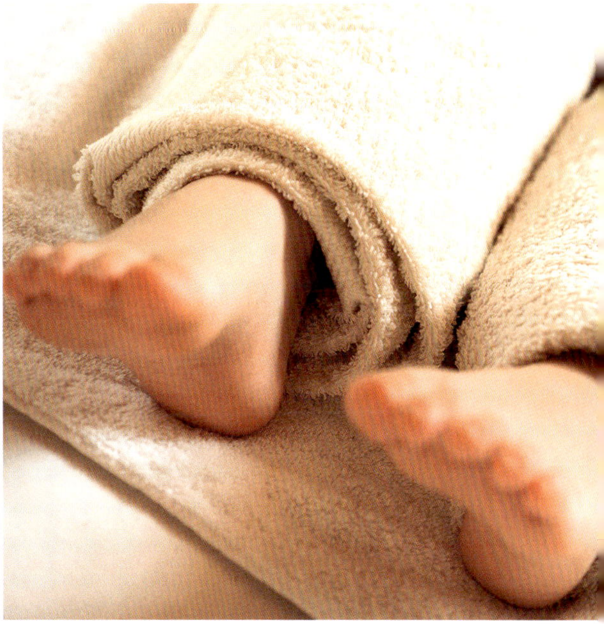

Verwenden Sie für Wickel und Umschläge Naturfasern.

Das sollten Sie beachten

- Legen Sie kühle Wickel und Umschläge nur dann auf, wenn die Haut tatsächlich warm ist. Idealerweise wird erst dann ein Wadenwickel angelegt, wenn der Fiebergipfel erreicht ist. Hat der Patient/das Kind kalte Beine und Füße oder gar Schüttelfrost, dürfen Wadenwickel nicht angewendet werden, denn die Blutzirkulation muss gewährleistet sein. Das gilt auch dann, wenn hohes Fieber besteht. Bei kalten Händen und Füßen zunächst vor allem die Füße mit warmen Socken und einer Wärmflasche erwärmen.
- Für Wickel und Umschläge sollten Sie immer Naturfasern wie Baumwolle, Leinen oder Wolle verwenden, da synthetische Stoffe zu wenig feuchtigkeits- und luftdurchlässig sind.
- Packen Sie feuchte Umschläge niemals in Folie oder anderes wasserundurchlässiges Material ein. Hierdurch könnte es zum Hitzestau kommen.
- Beobachten Sie den Patienten/das Kind während der Anwendung. Fühlt sich das Kind/der Patient unwohl, sollte die Behandlung abgebrochen werden. Gleiches gilt, wenn die kühlende Wirkung nachlässt.
- Bei kleinen Kindern sollten Wadenwickel nicht länger als zehn Minuten angewendet werden, da sonst die Gefahr besteht, dass sie auskühlen. Bei Babys hat es sich bewährt, statt der Wadenwickel lieber Pulswickel anzuwenden.
- Wadenwickel sollten generell nicht bei starken Durchblutungsstörungen oder bei Harnwegsinfekten (beispielsweise bei Blasenentzündung) angewendet werden.

Das brauchen Sie

- Flache Schüssel mit handwarmem Wasser und evtl. Zusatz (siehe unten). Ideal ist eine Wassertemperatur von ca. 10 °C unter der gemessenen Körpertemperatur. Bei Babys und Kleinkindern ist hinsichtlich Temperatur und Dauer viel Sensibilität notwendig. Das Wasser für die Wickel sollte bei Babys und Kleinkindern nur ca. 2–5 °C kälter sein als die gemessene Körpertemperatur, bei größeren Kindern etwa 5–10 °C.
- 4 Tücher, die vom Knöchel bis unter das Knie und etwa 1,5-mal um das Bein herumreichen. Saubere Baumwoll- (zum Beispiel Geschirrtücher, Mullwindeln) oder Leinentücher oder auch Stücke vom Bettlaken sind hier geeignet.
- 2 Wolltücher zum losen Abdecken
- Nässe-/Matratzenschutz zum Unterlegen

Optionale Zusätze für größere Kinder und Erwachsene

- 1 Schuss Obstessig
- ½ unbehandelte Zitrone, die vorher auf dem Schüsselboden ausgedrückt wird
- 1–2 Tassen kühler Pfefferminztee
- 2–4 Tropfen ätherische Öle (beispielsweise: Bergamotte-, Lavendel-, Zitronen-, Pfefferminz-Öl. Nicht bei Babys und Kleinkindern verwenden.)

Vorbereitung

Ein dickes Baumwolltuch (zum Beispiel Badetuch) als Nässe-/Matratzenschutz im Bereich der Beine ins Bett legen.

So gehts

Zwei Innentücher mehrfach in Längsrichtung zusammenfalten und in die Wasserschüssel legen. Die Tücher vollsaugen lassen, kräftig ausdrücken, so dass sie nicht mehr tropfen, anschließend glattstreichen. Dann wadenbreit falten, um beide Unterschenkel bis zur Kniekehle wickeln, darüber kommt je Bein ein trockenes Leinentuch, das auf beiden Seiten das feuchte Tuch überlappen muss. Als Abschluss kommt ein Wolltuch darüber. Die Fußgelenke bleiben ausgespart.
Achten Sie auf straffes Wickeln, denn lose Wadenwickel bleiben wirkungslos, außerdem sind sie unangenehm auf der Haut. Auch gewickelte Beine gehören unter die Decke. Je nachdem, ob der Patient/Ihr Kind fröstelt oder stark schwitzt, wird es entweder warm eingepackt oder nur mit einer leichten Decke zugedeckt. Eventuell warme Wollsocken anziehen.
Nach zehn bis 30 Minuten sind die Tücher durchwärmt oder nur noch wenig feucht und müssen daher wieder abgenommen werden. In der Praxis hat es sich bewährt, bei kleinen Kindern etwa nach zehn, bei älteren nach 20–30 Minuten die Wickel abzunehmen. Grundsätzlich gilt zudem: Je höher das Fieber, desto kürzer die einzelnen Durchgänge.
Abhängig von Temperaturabfall und Kreislaufzustand kann nach jeweils 20 Minuten die Prozedur bis zu 3-mal wiederholt werden. Eine zu rasche Absenkung belastet den Kreislauf zu sehr. Tücher auswaschen, erneut in der Schüssel tränken, auswringen und wieder anlegen. Meist hat sich die Temperatur um 0,5 bis zu 1 °C gesenkt. Ein Temperaturabfall von mehr als 1 °C belastet Herz und Kreislauf zu sehr.

PULSWICKEL

Pulswickel sind aufgrund der kleineren Auflagefläche eine mildere Variante des Wadenwickels. Sie können in jedem Lebensalter und, im Gegensatz zu Wadenwickeln, bereits ab der Geburt angewendet werden. Pulswickel legt man um das Hand- oder Fußgelenk. In der Regel tolerieren Kinder Puls- eher als Wadenwickel.

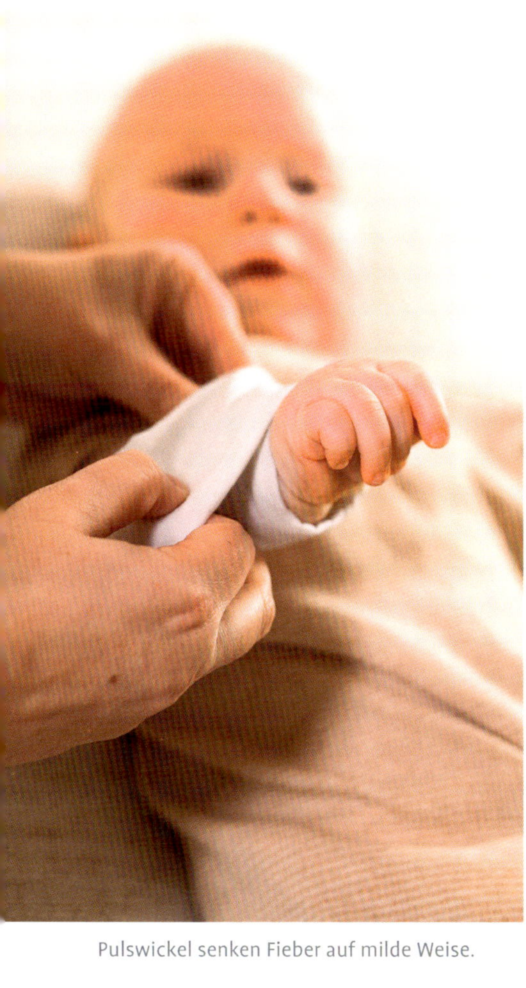

Pulswickel senken Fieber auf milde Weise.

Wirkung

Pulswickel senken das Fieber auf sanfte, schonende und effektive Weise mit einem temperierten feuchten Innentuch. Sie wirken wärmeentziehend, fiebersenkend und kreislaufstärkend.

Anwendungsgebiete

Fieber bei Säuglingen, Kindern und Erwachsenen (mit Kreislaufschwäche).

Hinweis

Pulswickel können auch bei kalten Händen und zur Kreislaufstärkung angewendet werden.

Das brauchen Sie

- Flache Schüssel mit handwarmem Wasser. Die Temperatur sollte bei Babys 2 bis maximal 5 °C unter der Körpertemperatur liegen.
- Säuglinge: Zwei Streifen dünner Baumwollstoff, zum Beispiel eine Mullwindel, die auf die Maße 1,5 × 15 cm zugeschnitten wurde.
- Kleinkinder: Zwei Streifen Baumwollstoff mit den Maßen 2 × 15 cm. Für größere Kinder sind Maße von 5 × 25 cm ideal.
- Kindersocken mit abgeschnittenem Fußteil, Wolltuch, Pulswärmer

So gehts

Die Hälfte des Baumwolltuches in temperiertes Wasser tauchen und straff – aber auf keinen Fall einschnürend – um das Handgelenk oder das Fußgelenk wickeln. Mit dem trockenen Rest weiterwickeln. Mit einem Wolltuch, Pulswärmer oder dem elastischen Bündchen einer abgeschnittenen Socke fixieren. Nach zehn Minuten die Pulswickel entfernen und die

Anwendung im Abstand von etwa 20 Minuten noch 1- bis 2-mal wiederholen.
Nach 30 Minuten die Körpertemperatur messen. Wenn nötig, können Pulswickel nach drei Stunden erneut angelegt werden.

ESSIGSOCKEN

Sie sind insbesondere bei kleinen Kindern empfehlenswert, die nicht frieren und keine kalten Hände und Füße haben.

Wirkung

Ähnlich wie Pulswickel wirken auch Essigsocken, die die Hitze des Körpers nach unten ableiten.

Anwendungsgebiete

Fieber bei Kindern ab dem 1. Lebensjahr.

Das brauchen Sie

- 1 l körperwarmes Wasser
- 2 EL Apfelessig
- 2 Paar locker sitzende Socken aus Baumwolle oder Wolle

So gehts

Das erste Paar Socken im Wasser-Essig-Gemisch schwenken und auswringen, damit sie nicht mehr tropfen. Die getränkten Socken überziehen, mit einem trockenen Paar darüber abdecken und bis zu 15 Minuten lang tragen. Während der Einwirkzeit sollte der Patient oder die Patientin gut zugedeckt sein. Sobald die Hände oder Füße kühl werden, sollte man die Socken wieder entfernen. Die Behandlung kann innerhalb einer Stunde nochmals wiederholt werden.

Essigsocken können ab dem 1. Lebensjahr angewendet werden.

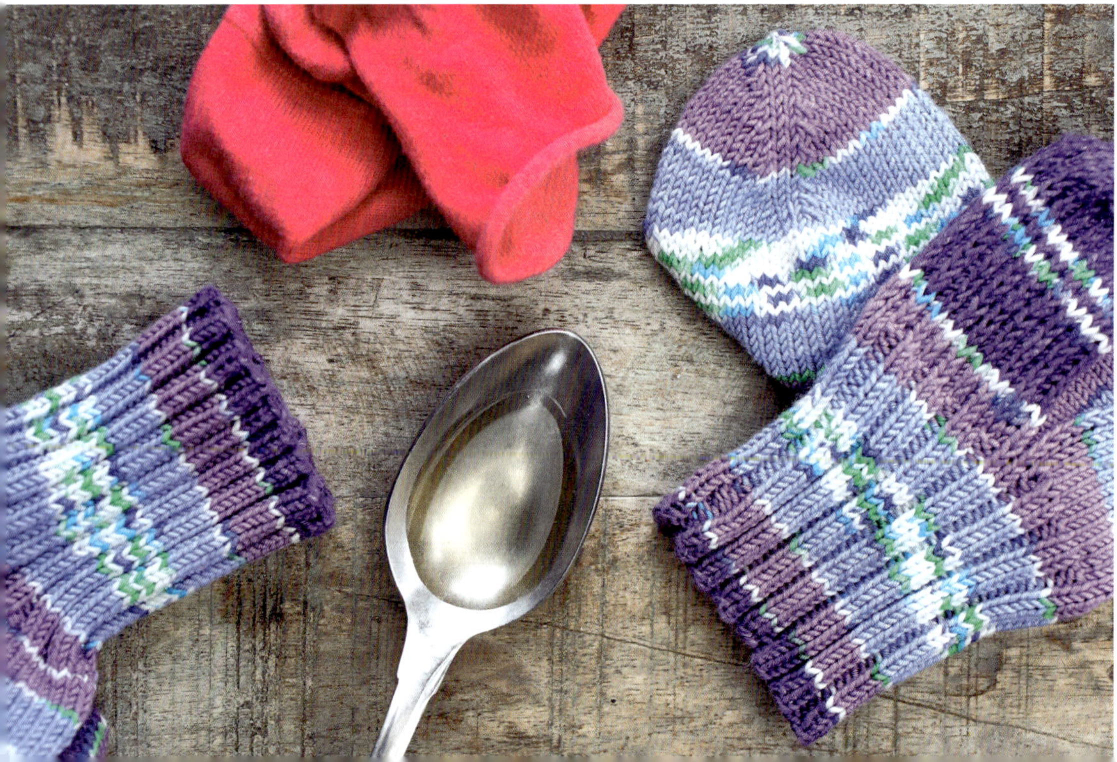

WASCHUNGEN

Durch Teil- oder auch Ganzkörperwaschungen wird mithilfe der Wassertemperatur ein Kältereiz ausgelöst.

Wirkung

Der Kältereiz wird durch den mechanischen Reiz von Schwamm oder Waschlappen und die Verdunstung verstärkt. Zusätze wie Pfefferminze wirken über die Stimulierung von Kälterezeptoren nochmals stärker kühlend.

Anwendungsgebiete

Fiebersenkung, insbesondere bei Kindern.

Wichtiger Hinweis

Bei Säuglingen reicht eine Waschung an den Unterarmen aus.

Das brauchen Sie

- Schüssel mit Wasser und evtl. Zusatz (siehe unten). Ideal ist eine Wassertemperatur von 2–10 °C unter der gemessenen Körpertemperatur. Das Wasser für die Waschung bei Babys und Kleinkindern darf nur ca. 2–5 °C kälter sein als die gemessene Körpertemperatur.
- 1 Schwamm oder Waschlappen

Optionale Zusätze

- 1 l Waschwasser 1 Tasse Pfefferminztee zugeben. Diese Anwendung erst bei Kindern ab dem 1. Lebensjahr durchführen. Bis zum 3. Lebensjahr wird bei dieser Anwendung der Bereich um das Gesicht ausgelassen.
- 1 l Waschwasser 1–3 Tropfen ätherisches Pfefferminzöl zugeben. Diese Anwendung erst ab einem Lebensalter von sechs Jahren durchführen! Einige ätherische Öle wie Pfefferminzöl können bei Säuglingen und Kleinkindern Verkrampfungen des Kehlkopfs (Stimmritzenkrampf) auslösen und zu Atemstörungen führen.

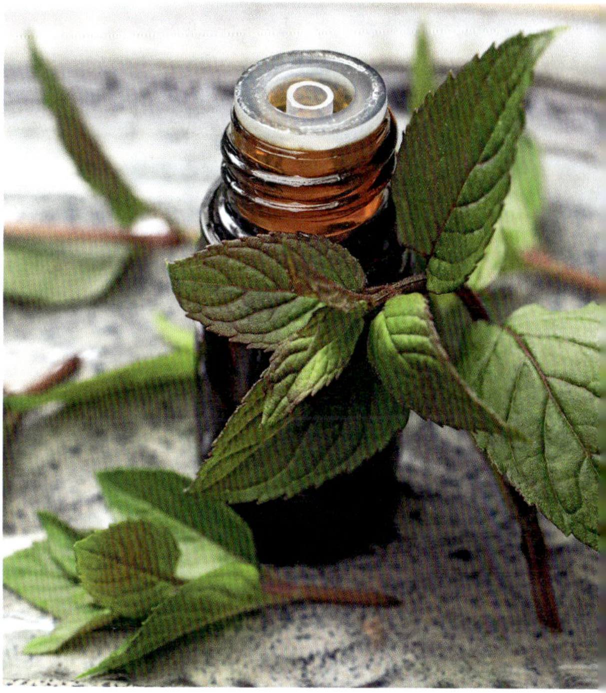

Pfefferminzöl im Waschwasser verstärkt den Kühlungseffekt.

So gehts

Bei einer Waschung sitzt das Kind mit entkleidetem Oberkörper im Bett. Tauchen Sie einen Waschlappen ins Wasser oder den stark verdünnten Tee, wringen ihn gut aus und benetzen rasch mit kreisenden Bewegungen Arme, Brust und Rücken mit der Flüssigkeit. Dabei sollte die Haut nur feucht und nicht triefend nass werden.

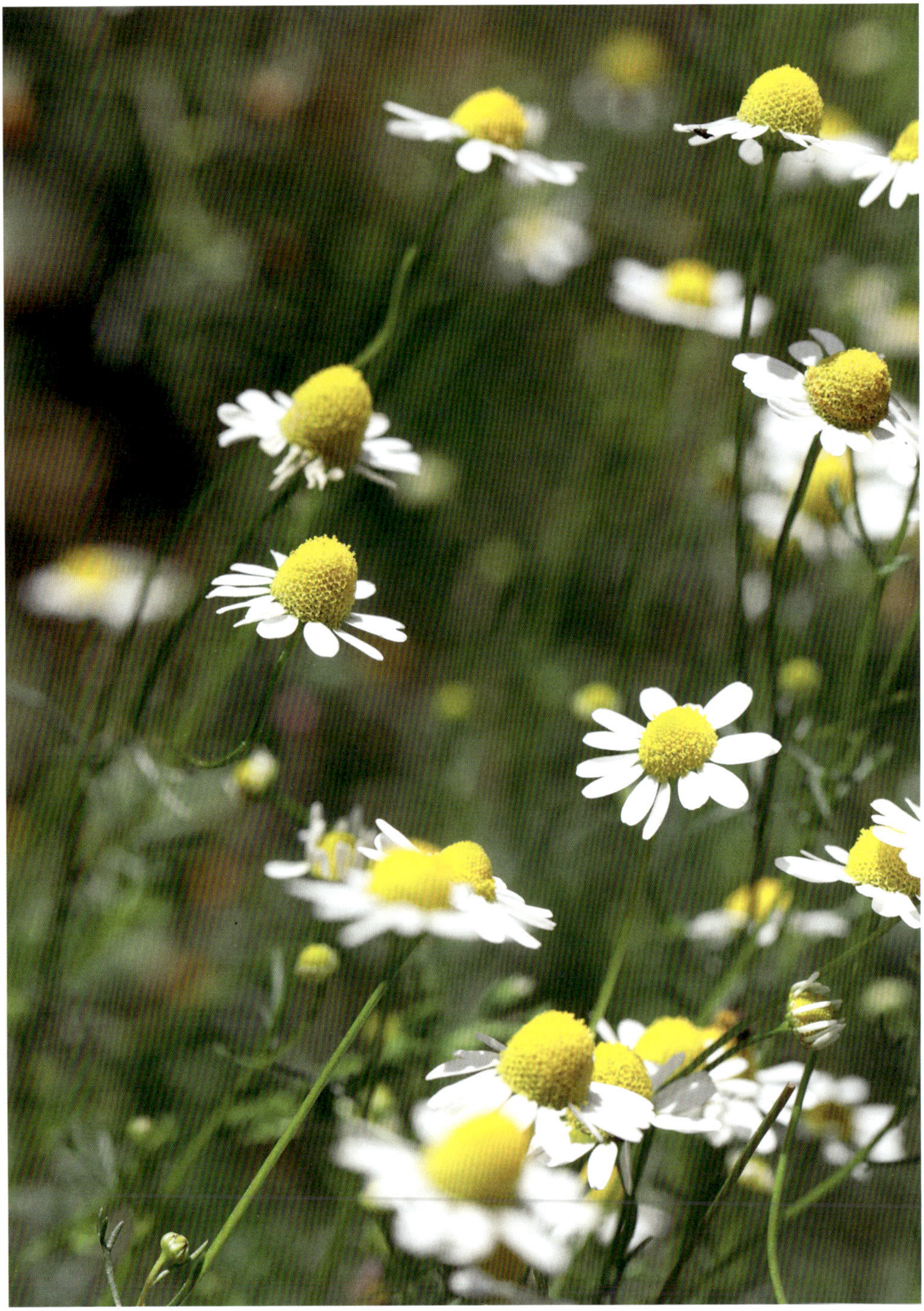

Wirkt zusätzlich beruhigend: Kamillentee im Einlaufwasser.

Die ganze Waschung darf nicht länger als zwei Minuten dauern, damit das Kind nicht friert. Ohne Abtrocknen zieht man kleinen Patienten nun den Schlafanzug an und lässt sie noch eine Stunde im Bett unter der warmen Decke nachruhen.
In der Regel sinkt das Fieber durch diese Anwendung schonend und erfolgreich. Im Tagesverlauf können Sie die Anwendung wiederholen.

EINLAUF

Noch bis in die ersten Jahrzehnte des letzten Jahrhunderts gehörten Einläufe zu den üblichen Sofortmaßnahmen bei Fieber. Sie sind etwas aus der Mode gekommen. Dabei wirken Einläufe oft noch besser als Wadenwickel.

Wirkung

Kühle Einläufe oder Klistiere können effektiv helfen, die Temperatur bei hohem Fieber abzusenken. Zudem unterstützen sie den Entgiftungsprozess (bei Infekten fallen jede Menge Toxine an) und sorgen für eine schnellere Genesung.

Anwendungsgebiete

Hohes Fieber, insbesondere in Kombination mit Kopfschmerzen und/oder Verstopfung.

Wichtiger Hinweis

Für Säuglinge und Kleinkinder reicht ein Gummiklistier aus. Einlaufmenge für Säuglinge: 70–100 ml, für Kleinkinder: 150–250 ml, ältere Kinder: bis 500 ml. Ab dem 6. Lebensjahr bis ins Erwachsenenalter wird ein Irrigator benutzt. Einlaufmenge für Erwachsene: 1 l oder mehr Wasser oder mit Wasser verdünnter Kamillentee.

Das brauchen Sie

- Irrigator (Flüssigkeitsmenge 1–2 l) oder Klistierball (Flüssigkeitsmenge bis 200 ml)
- Zimmerwarmes Wasser

Optionale Zusätze

- Kamillenblüten: 1 EL Kamillenblüten werden mit 1 l Wasser überbrüht, zehn Minuten ziehen lassen. Abseihen und auf 30 °C abkühlen lassen. Jeweils zur Hälfte Wasser und Kamillentee in den Irrigator oder das Klistier füllen. Hinweis: Nicht anwenden bei Korbblütlerallergie.

So gehts

Die klassische Position für den Einlauf ist das Liegen auf der linken Seite. Säuglinge kann man in Bauchlage bringen.

- **Anwendung Einlauf** Das mit Flüssigkeit gefüllte Gefäß 30 cm bis 1 m höher als die Liegeposition aufhängen. Das Darmrohr des Irrigators sollte vorher mit Vaseline gefettet und möglichst tief in den After eingeführt werden. Das ist weder unangenehm noch schmerzhaft. Nun das Ventil öffnen und die Flüssigkeit so lange fließen lassen, bis der Stuhldrang siegt. Kinder rasch auf die Toilette setzen.
- **Anwendung Klistier** Führen Sie die Spitze vorsichtig in den After, und drücken Sie die Tube so zusammen, dass der Inhalt ganz herausgedrückt wird. Auch beim Herausziehen sollten Sie die Tube so lange zusammengedrückt lassen, bis die Spitze aus dem Darm entfernt ist.

Einläufe können bis zu 3-mal täglich durchgeführt werden.

SCHWEISSTREIBENDER UND FIEBERSENKENDER TEEGENUSS

Schweißtreibende Tees sind ein altbewährtes Hausmittel bei Fieber und haben sich insbesondere in der ersten Fieberphase bewährt. Als natürliche Reaktion fängt der Körper an zu schwitzen und kühlt den Körper herunter. Die Annahme, man schwitze in gleichem Maße auch einfach nur mit einem heißen Getränk ohne jegliche Zusätze, hat ein Forscherteam widerlegt. Mittlerweile ist belegt, dass sich durch Zusätze wie beispielsweise von Lindenblüten das Schwitzen verdoppelt. Lindenblüten-, Holunderblüten- oder auch Mädesüßtee sind die Top-3 der Schwitztees, die Sie auch kombinieren können.

LINDENBLÜTENTEE

Das sanfteste pflanzliche Mittel zur Fiebersenkung und deshalb bereits für Kinder ab dem 9. Lebensmonat geeignet.

Die Top-3 der Schwitztees: Lindenblüten-, Holunderblüten- und Mädesüßtee.

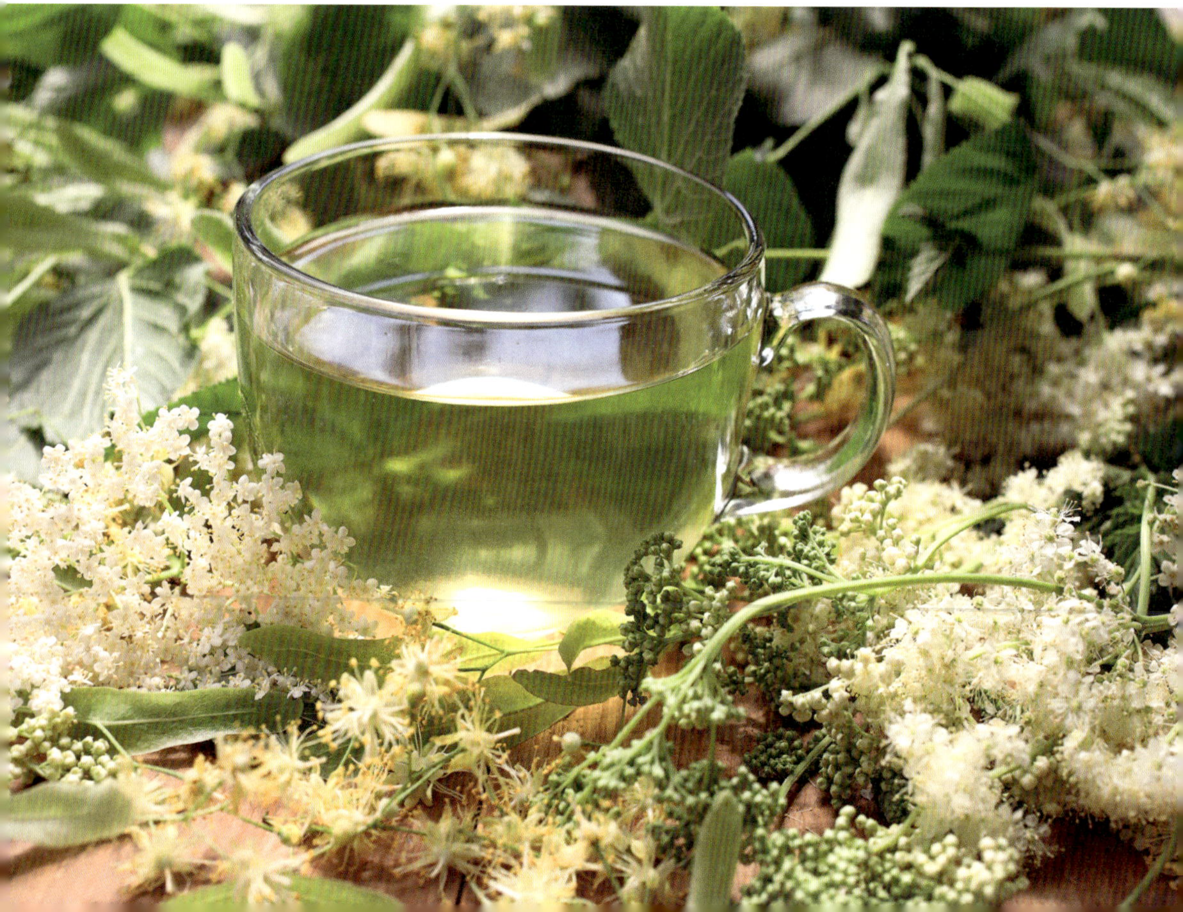

Wirkung

Regt den Stoffwechsel an, fördert das Schwitzen, ist leicht beruhigend und angstlösend, abwehrsteigernd, schleimlösend und reizlindernd in den Atemwegen.

Anwendungsgebiete

Sämtliche Formen von Fieber, insbesondere fieberhafte Erkältungen, Reizhusten, zur Steigerung der Abwehrkräfte.

Zubereitung

1 TL getrocknete Lindenblüten mit einer Tasse siedendem Wasser überbrühen, sieben Minuten zugedeckt ziehen lassen, abseihen. Bis zu vier Tassen täglich trinken.

Dosierung pro Tag und Lebensalter

- 9 Monate –1 Jahr: 0,2–1 g
- 1–4 Jahre: 1–2 g
- 4–10 Jahre: 2–4 g
- 10–16 Jahre: 2–4 g

Fertigpräparat Lindenblüten (Bombastus Werke, Salus, Aurica)

Hinweis

Linden- und Holunderblütentee sollte möglichst heiß getrunken werden, wodurch das Fieber kurzfristig noch steigen kann. Wenn jedoch das Fieber sehr hoch ist, den Tee lauwarm geben und nicht zu stark ansetzen.

HOLUNDERBLÜTENTEE

Gesund, stärkend und wärmend: Holunder heizt etwas stärker ein als die Linde.

Wirkung

Schweißtreibend und dadurch fiebersenkend, stimuliert das unspezifische Immunsystem, schleimlösend bei Husten (insbesondere trockener Reizhusten), schwach harntreibend.

Anwendungsgebiete

Fieberhafte und grippale Infekte, zur Resistenzsteigerung.

Zubereitung

1 TL Holunderblüten mit 150 ml siedendem Wasser überbrühen, zehn Minuten bedeckt ziehen lassen, insbesondere in der zweiten Tageshälfte trinken. In Kombination mit einem Fußbad (siehe nächste Seite) am Nachmittag oder Abend wirkt der Tee noch effektiver.

Dosierung pro Tag und Lebensalter

- Säuglinge: 1–2 g
- 1–4 Jahre: 2–5 g
- 4–10 Jahre: 5–10 g
- 10–16 Jahre und Erwachsene: 10–15 g

Fertigpräparat Holunderblüten (Sonnentor, Bombastus Werke, Salus, Aurica)

DIE WIRKUNG VON HOLUNDERBLÜTENTEE VERSTÄRKEN

Mit den beiden nachfolgend beschriebenen Anwendungen können Sie die Wirkung der als Tee genossenen Holunderblüten verstärken – oder sie auch als Alternative nutzen.

HOLUNDERBLÜTEN-FUSSBAD

Nur wenn der Kreislauf es zulässt

Das brauchen Sie

- 6–8 große Holunderblütendolden/10 TL getrocknete Blüten
- große Schüssel oder Fußbadewanne

So gehts

Die Blüten mit 1 l siedendem Wasser übergießen und fünf bis zehn Minuten ziehen lassen, danach abgießen und in die vorbereitete Wanne gießen. 3–5 l lauwarmes Wasser dazu gießen. Die Temperatur des Fußbades überprüfen – optimal sind Temperaturen um die 35 °C –, anschließend die Füße zehn bis 15 Minuten darin baden.

Variante: Das Fußbad zu gleichen Teilen mit Lindenblüten mischen.

FIEBERSENKENDE TROPFEN FÜR JUGENDLICHE UND ERWACHSENE

Das brauchen Sie

- 25 g Holunderblüten
- 25 g Lindenblüten
- ca. 125 ml Spirituose 38–40 %ig (Obstbrand, Wodka)

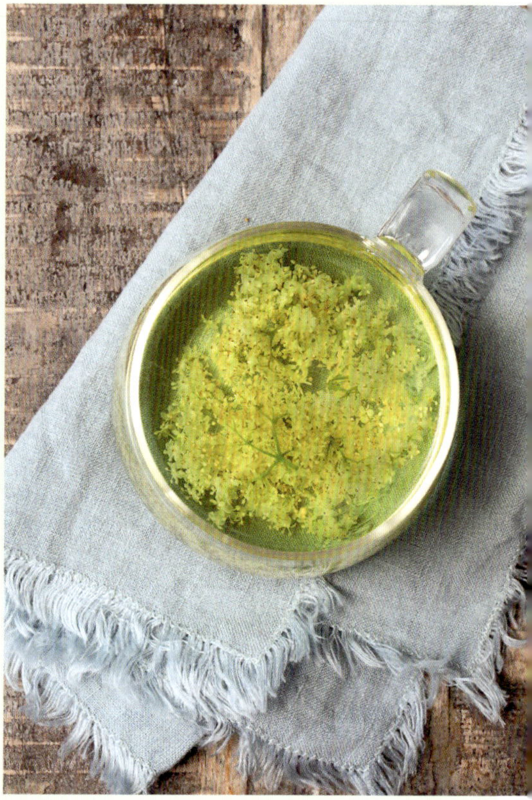

Holunderblütentee.

So gehts

Blüten waschen und verlesen, auf einem Schneidbrett zerkleinern, in ein sauberes Glas füllen und mit dem Alkohol übergießen. Das Glas etwa zwei Wochen an einem warmen Ort stehen lassen, anschließend durch ein Feinsieb abseihen. Während der Ziehzeit das Glas täglich wenden. Die fertige Tinktur in ein Braunglas füllen, zuletzt beschriften. Die Tinktur ist etwa ein Jahr haltbar.

Dosierung: Bis zu 3-mal täglich 25–40 Tropfen gelöst in Wasser einnehmen.

TEEMISCHUNG FÜR KINDER UND ERWACHSENE

Eine so wirksame wie wohlschmeckende Mischung.

Wirkung
Fiebersenkend, immunstärkend.

Anwendungsgebiete
Fieber, Erkältungskrankheiten.

Zubereitung
Sie benötigen 30 g Lindenblüten, 30 g Holunderblüten und 20 g Hagebuttenschalen.
1 TL (bei Kindern ½ TL) dieser Mischung mit 1 Tasse siedendem Wasser ansetzen, zehn bis 15 Minuten zugedeckt ziehen lassen, abseihen. 1–3 Tassen täglich vorzugsweise in der zweiten Tageshälfte trinken.

MÄDESÜSSTEE

Das pflanzliche „Aspirin von der Wiese" zur Fieber- und Schmerzbehandlung.

Wirkung
Entzündungshemmend, fiebersenkend, schmerzlindernd.

Anwendungsgebiete
Fieber, Erkältungskrankheiten.

Zubereitung
1 TL Mädesüßkraut mit 150 ml siedendem Wasser übergießen, sieben Minuten zugedeckt ziehen lassen, abseihen. Bis zu drei Tassen täglich trinken.

Dosierung pro Tag und Lebensalter
- 1–4 Jahre: 1–2 g
- 4 – 10 Jahre: 2–3 g
- 10–16 Jahre und Erwachsene: 2,5–3,5 g

Hinweis
Nicht anwenden bei Salicylat-Überempfindlichkeit.

Fertigpräparat Mädesüßkraut geschnitten (Apotheke, vom Achterhof)

INGWERTEE

Ingwer – der Entzündungshemmer

Eine andere Möglichkeit, leichtes Fieber zu behandeln, ist Ingwer. Die antibakteriellen und entzündungshemmenden Eigenschaften von Ingwer machen ihn wirksam gegen Fieber, Husten und andere häufige Erkältungssymptome. Er hilft am besten frisch aufgebrüht als Tee und ist wohltuend wärmend, regt die Schweißbildung und die Durchblutung an.

Wirkung
Wärmend, durchblutungsfördernd und keimhemmend.

Anwendungsgebiete
Erkältungskrankheiten mit Fieber.

Hinweis
Nicht anwenden bei hohem oder sehr hohem Fieber.

Zubereitung

1 walnussgroßes Stück Ingwer schälen (Bio-Ingwer braucht nicht geschält zu werden), in dünne Scheiben schneiden. Wasser in einem Topf zum Kochen bringen, die Ingwerscheiben damit übergießen, zugedeckt mindestens zehn Minuten ziehen lassen.
Pur, mit Honig, Zitrone oder Kurkuma genießen.

Dosierung pro Tag und Lebensalter

- 1– 4 Jahre: 0,5–1 g
- 4–10 Jahre: 1–2 g
- 10–16 Jahre: 2–3 g

Varianten für Schulkinder und Erwachsene

- Bei Atemwegsinfekten: Den Ingwertee auf Trinktemperatur abkühlen lassen und ½ TL Imkerhonig zufügen.
- Bei schwachem Immunsystem: Für die Extraportion Vitamin C sorgen einige Spritzer Zitronensaft.
- Bei Neigung zu Entzündungen: ½ TL Kurkuma und 1 Prise Pfeffer zum Ingwertee geben.

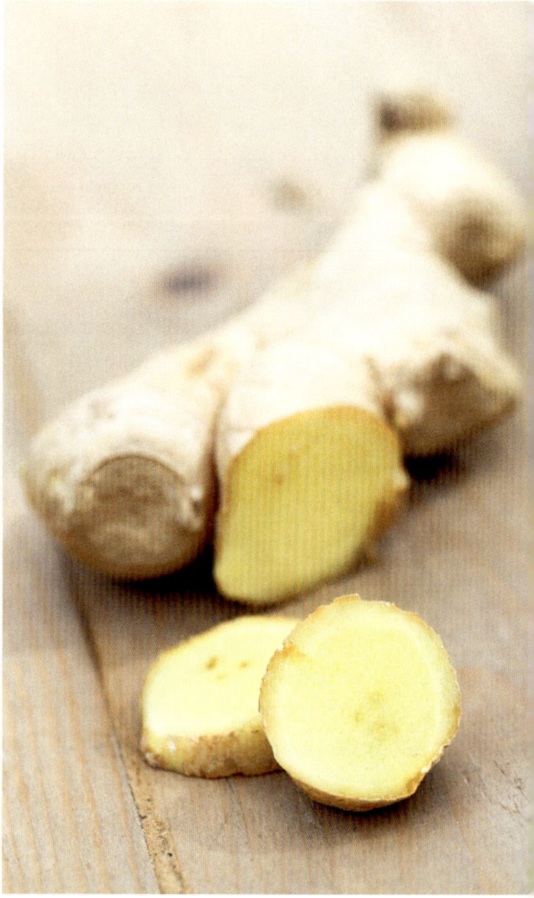

Ingwer hilft bei vielen Erkrankungen.

TRINKEN UND ERNÄHRUNG BEI FIEBER

Fieber beeinflusst das Ess- und Trinkverhalten auf unterschiedliche Art. Durch das Schwitzen entsteht ein Wasser- und Elektrolytverlust, der ausgeglichen werden muss. Gleichzeitig schwindet der Appetit und zugeführte Nährstoffe können weniger gut verstoffwechselt werden. Leichte Speisen mit einer hohen Dichte an Vitalstoffen sind deshalb die ideale Kost für Fiebernde.

AUSREICHEND TRINKEN

Wer unter einer Infektion und Fieber leidet, schwitzt stark. Dabei verliert der Körper viel Flüssigkeit. Deshalb ist der Bedarf höher als bei Gesunden. Ausreichend Trinken hält den Stoffwechsel in Gang, und auch viele Krankheitsstoffe werden so aus dem Körper geschwemmt. Die Faustregel für Erwachsene lautet hier: Für jedes Grad Körpertemperatur über 37 °C ½ l zusätzlich trinken. Kinder brauchen pro Grad Celsius über der normalen Körpertemperatur bis zu 15 % mehr Flüssigkeit. Addieren Sie diese Menge zu der normalen Trinkmenge (etwa 2–2,5 l pro Tag bei Erwachsenen, 600 ml ab 1 Jahr, 1 l bei Kindern zwischen 4 und 8 Jahren) hinzu. Geeignet sind Wasser, stark verdünnte Fruchtsäfte wie auch nachfolgend aufgeführte Rezepte. Eltern sollten ihrem kranken Kind kühle Getränke in kleinen Portionen anbieten, eventuell auch löffelweise. Nicht geeignet sind stark gezuckerte, kohlensäurehaltigen Getränke wie Limonaden oder Cola. Ob Ihr Kind ausreichend trinkt, können Sie anhand der Urinmenge und der Farbe des Urins annähernd abschätzen: Die Urinfarbe bei Gesunden ist helles Gelb; dunkle Gelb- oder orangefarbene Töne weisen auf eine Austrocknung hin.

TIPPS

- Jüngere Kinder freuen sich oft, wenn sie wieder aus ihrer „Babyflasche" trinken dürfen.
- Bei Kindern, die das Trinken verweigern, sollte ein Einlauf (siehe Seite 81) durchgeführt werden.

Oxymel

Oxymel (Sauerhonig) ist die Bezeichnung für eine fast vergessene Medizin aus Honig (griech. *meli*), Essig (griech. *oxos*) und Kräutern, Gewürzen oder Früchten. Schon der griechische Arzt und Heilpflanzenkundige Dioskurides trank goldenes Oxymel, die römischen Legionäre packten den Trunk mit in ihr Marschgepäck. Auch in den Medizinschriften des Mittelalters, bei Hildegard von Bingen, findet man Rezepte und Anwendungsempfehlungen für Oxymel. Beinahe wäre diese Zubereitungsart in Vergessenheit geraten, doch heutzutage besinnt man sich wieder auf alte und bewährte Anwendungen. Oxymel wird als Heil- und Stärkungsmittel bei zahlreichen Beschwerden angewendet, hilft vorbeugend gegen viele Erkrankungen und ist zugleich ein natürliches Stärkungsmittel. Durch die natürlichen Inhaltsstoffe und seine gute Verträglichkeit ist Sauerhonig sowohl für Erwachsene als auch für Kinder gleichermaßen geeignet.

OXYMEL AUS HOLUNDERBLÜTEN

Das beste Fiebergetränk

Schweißtreibende Holunderblüten vereint mit Honig und kühlendem Apfelessig: das ideale Getränk für Fiebernde.

Das brauchen Sie

- 2 EL Holunderblüten (frisch oder getrocknet)
- 12 EL flüssiger Imkerhonig
- 4 EL Apfelessig

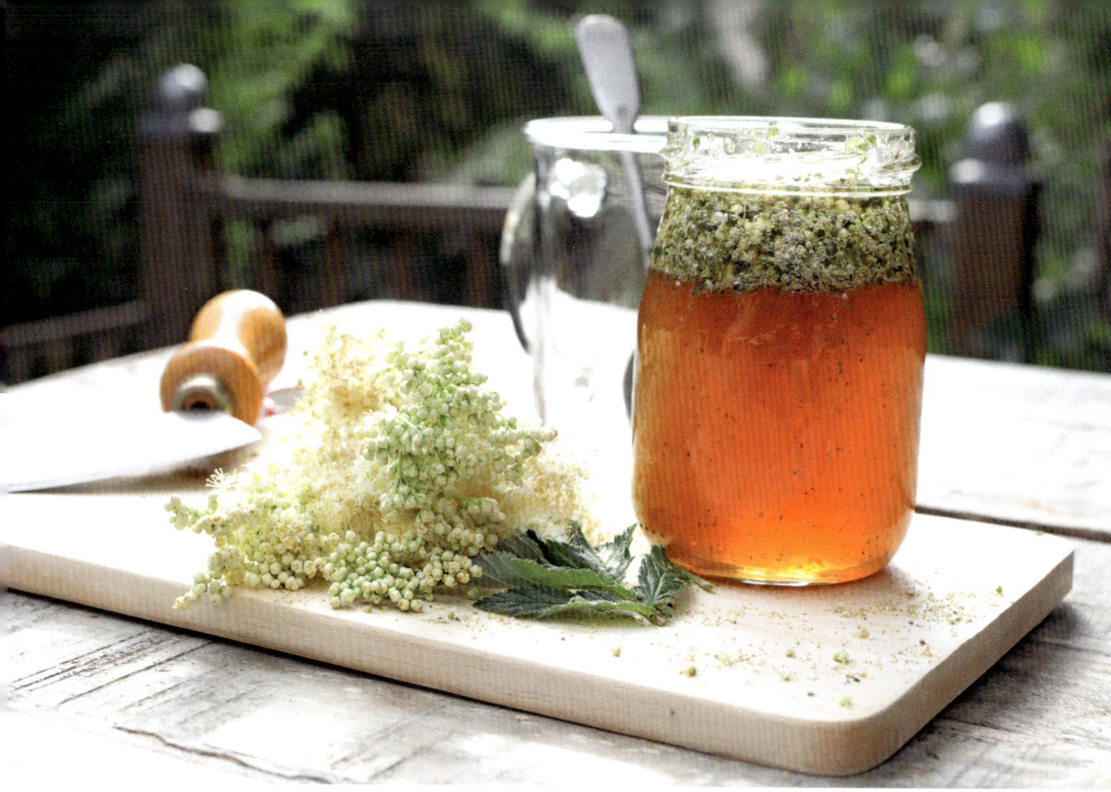

Erfrischend und gesund: Oxymel aus Holunderblüten.

So gehts
Holunderblüten verlesen und in ein sauberes Schraubglas füllen. Mit Honig und Apfelessig übergießen, anschließend alle Zutaten vermischen. Das Glas verschließen und an einem dunklen Ort zwei Wochen oder länger ziehen lassen. Gelegentlich schütteln, damit sich die Inhaltsstoffe besser lösen.
Erwachsene nehmen als Erfrischungsgetränk 2 EL Oxymel vermischt mit stillem Mineralwasser ein, Kinder ab dem 2. Lebensjahr 1–2 TL verdünnt mit Wasser. Der Sauerhonig ist bei Zimmertemperatur etwa ein Jahr haltbar und sollte dunkel gelagert werden.

SAFTSCHORLEN FÜR KINDER

Das brauchen Sie
> Wahlweise Holunderbeerensaft ungesüßt, säurearmer Apfel- oder Birnensaft, Preiselbeersaft ohne Zucker

So gehts
1 Teil Saft mit 2–4 Teilen Wasser mischen.

Variante
> Schweißtreibende Tees mit den Saftschorlen verdünnen.

Fertigpräparate Zum Verdünnen: Rabenhorst Holunder Bio, Apfelsaft naturtrüb (Alnatura), Bio Birnensaft (Völkl), Bio-Preiselbeersaft (Rabenhorst)

FIEBERKOST/FLÜSSIGE SPEISEN

Während der Krankheitsphasen sollten sich betroffene Patienten und Eltern keine Sorgen machen, wenn Fiebernde keinen Appetit haben. Leichte, vitalstoffreiche Speisen können den Heilungsprozess unterstützen. Eine warme Gemüse- oder Hühnersuppe oder eine Fleischbrühe ist die richtige Kost. Der Verlust von Elektrolyten kann durch die Suppen gut ausgeglichen werden. Gleichzeitig wird so die Verdauung möglichst wenig belastet.
Gut geeignet ist auch Brei, Kompott oder Obst, in mundgerechte Stücke geschnitten. Vielleicht arrangieren Sie einmal einen Obstteller mit lachendem „Gesicht“? Himbeeren, Erdbeeren und Preiselbeeren wirken zudem leicht fiebersenkend und entzündungshemmend.

Warum ist selbst gekochte Brühe so gesund?

Gesund machen eine kräftige Brühe vor allem die Zutaten: Fleisch mit Knochen oder ein Suppenhuhn, dazu Lauch, Karotten, Sellerie, Zwiebeln, Möhren, Petersilie, Lorbeerblätter und Wacholderbeeren. Durch die lange Kochzeit treten die Inhaltsstoffe langsam aus und sammeln sich in der Flüssigkeit. Die verschiedenen Gemüsearten enthalten jede Menge Mineralien, hinzu kommen Antioxidantien und sekundäre Pflanzenstoffe, und die Knochen liefern entzündungshemmende Glutaminsäure und Kollagen. Sind auch noch Nudeln in der Suppe, geben sie dem kranken Körper Kraft, da Kohlenhydrate eine sehr gute Energiequelle sind.

KNOCHENBRÜHE

Das brauchen Sie

Für einen großen Topf Brühe:

- 500 g markhaltige Rinderknochen aus artgerechter Tierhaltung bzw. in Bio-Qualität oder ein Suppenhuhn
- 1–2 EL Apfelessig
- 1 große Gemüsezwiebel
- 2 Lorbeerblätter
- ½ TL Pfefferkörner, schwarz
- 4 Pimentkörner
- 8 Wacholderbeeren
- 1 daumengroßes Stück Ingwer
- 2 Knoblauchzehen (angequetscht)
- 2 Zweige Thymian
- 1–2 TL Meersalz
- 3–5 l Wasser (Zutaten müssen mit Wasser bedeckt sein)
- 3–4 Karotten
- 2–3 Petersilienwurzeln
- 3 Stangen Staudensellerie
- ½ Knollensellerie
- 1 große Stange Lauch
- ¼ Bund Blattpetersilie
- Steinsalz

So gehts

Zuerst die Knochen oder das Huhn waschen und mit einem Tuch abtupfen, in einen großen Topf geben. Knochen ohne Fett rösten, bis sie schön braun sind und sich Röstaromen entwickelt haben. Mit kaltem Wasser auffüllen, dazu den Essig geben und alles zusammen für eine Stunde kalt ziehen lassen. Das Huhn ohne Rösten in den Topf geben. Durch die Essigsäure werden den Knochen einige Nährstoffe entzogen. Nachfolgend das Ganze bis zum Siedepunkt erhitzen und die Knochen mehrere Stunden köcheln

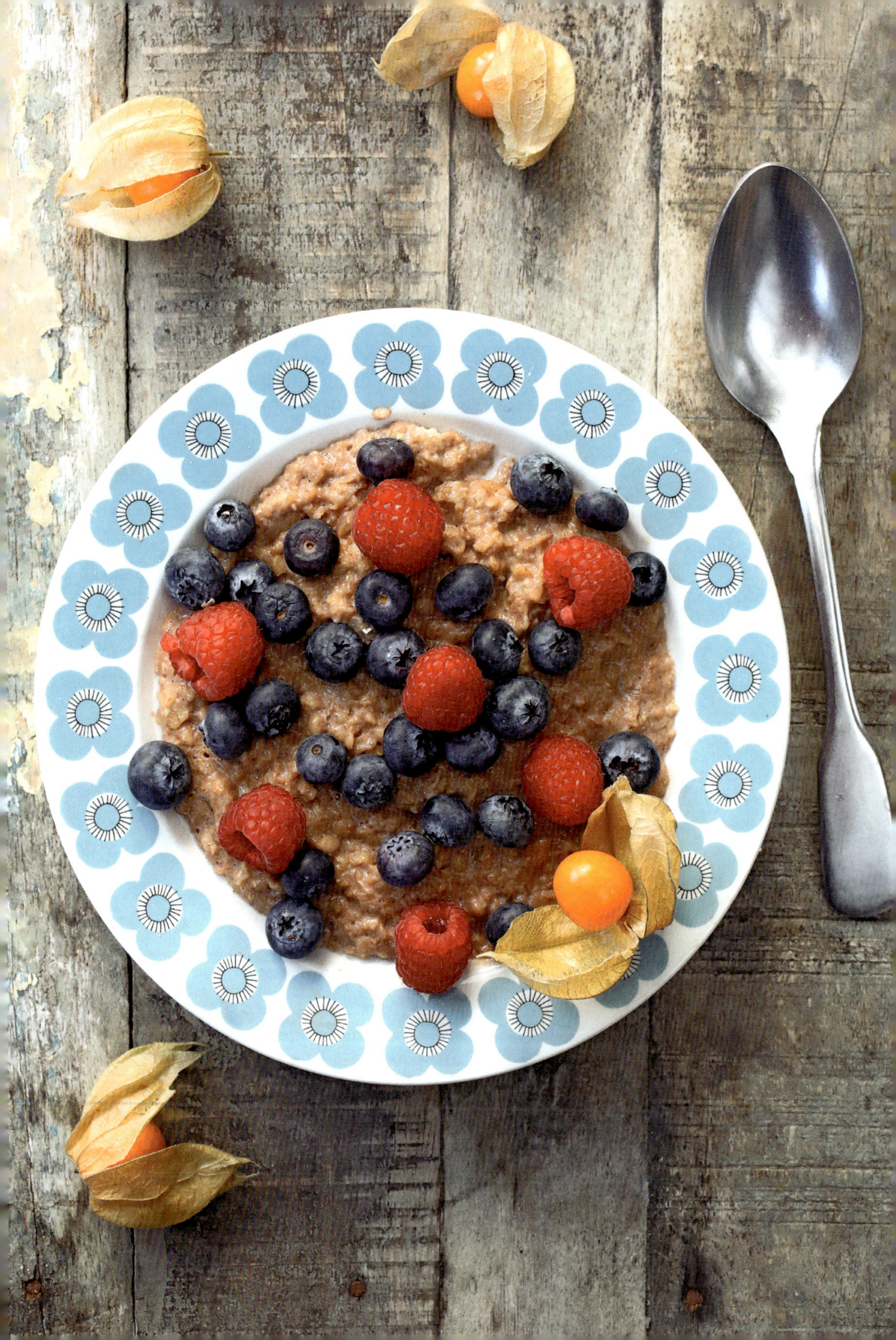

lassen. Minimum sind vier bis fünf Stunden bei Rinderknochen und zwei Stunden beim Suppenhuhn. Das klein geschnittene Gemüse sowie alle Gewürze eine Stunde vor dem Ende der Kochzeit in den Topf geben. Sie können die Brühe durch ein Passiertuch geben, dies ist aber nicht zwingend erforderlich. Zum Schluss mit Steinsalz und Petersilie abschmecken und servieren. Je nach Gusto von der Brühe mehrere Portionen über den Tag verteilt essen und diese je nach Bedarf immer wieder während des Heilungsprozesses in den Speiseplan integrieren. Zur Vorratshaltung einfrieren oder einwecken und, wer mag, mit Suppennudeln oder Grießklößchen servieren.

BASENBRÜHE

Vegane Alternative zur Knochenbrühe

Die Basenbrühe ist eine klare Brühe ohne Einlage. Sie enthält zahlreiche wertvolle Vitamine, Spurenelemente und Mineralstoffe. Hefeflocken verstärken den Geschmack, sind eine natürliche Quelle für Glutaminsäure und enthalten reichlich B-Vitamine. Auf Basis von Melasse kultivierte Hefeflocken sind glutenfrei.

Das brauchen Sie

Für 2 Personen:

- 1,5 l Wasser
- 1,5 kg buntes Gemüse, gewürfelt (Möhren, Kartoffeln, Pastinake, Fenchel, Knollensellerie, Lauch, Wurzelpetersilie)
- Gewürze zum Mitkochen (1 Lorbeerblatt, 2 Muskatblüten, 2 Pimentkörner, 4 Wacholderbeeren)
- frische, klein gehackte Garten- oder Wildkräuter zum Abschmecken (Petersilie, Kerbel, Schnittlauch, Giersch, Brennnessel, Schafgarbe)
- 1 TL Hefeflocken

So geht es

Gemüsewürfel in einen großen Suppentopf geben, mit kaltem Wasser aufgießen, gut umrühren und aufkochen lassen. Etwa eine Stunde bei schwacher Hitze weiterköcheln lassen. Nun die Hefeflocken zufügen und gut verrühren. Die Brühe nochmals 30 Minuten köcheln lassen, dann das Gemüse abseihen. Die fertige Brühe auf mehrere Portionen verteilen und über den Tag verteilt trinken.

HAFERBREI

Das brauchen Sie

Für 1 Portion:

- 50 g Haferflocken
- 200 ml Milch (3,5 % Fett), laktosefrei oder Pflanzendrink
- 1 TL Mandelmus
- 1 Handvoll Beerenobst
- ¼ TL Backkakao
- 1 Prise Salz

So gehts

Milch aufkochen und die Haferflocken einrühren. Einmal aufkochen lassen und dann die Hitze reduzieren. Zwei bis drei Minuten köcheln lassen, bis eine breiige Konsistenz entsteht. Mit einer Prise Salz, dem Mandelmus und dem Backkakao abschmecken. Zusammen mit dem Beerenobst anrichten und genießen.

Haferbrei mal anders: nach Wunsch aufgepeppt und extra lecker.

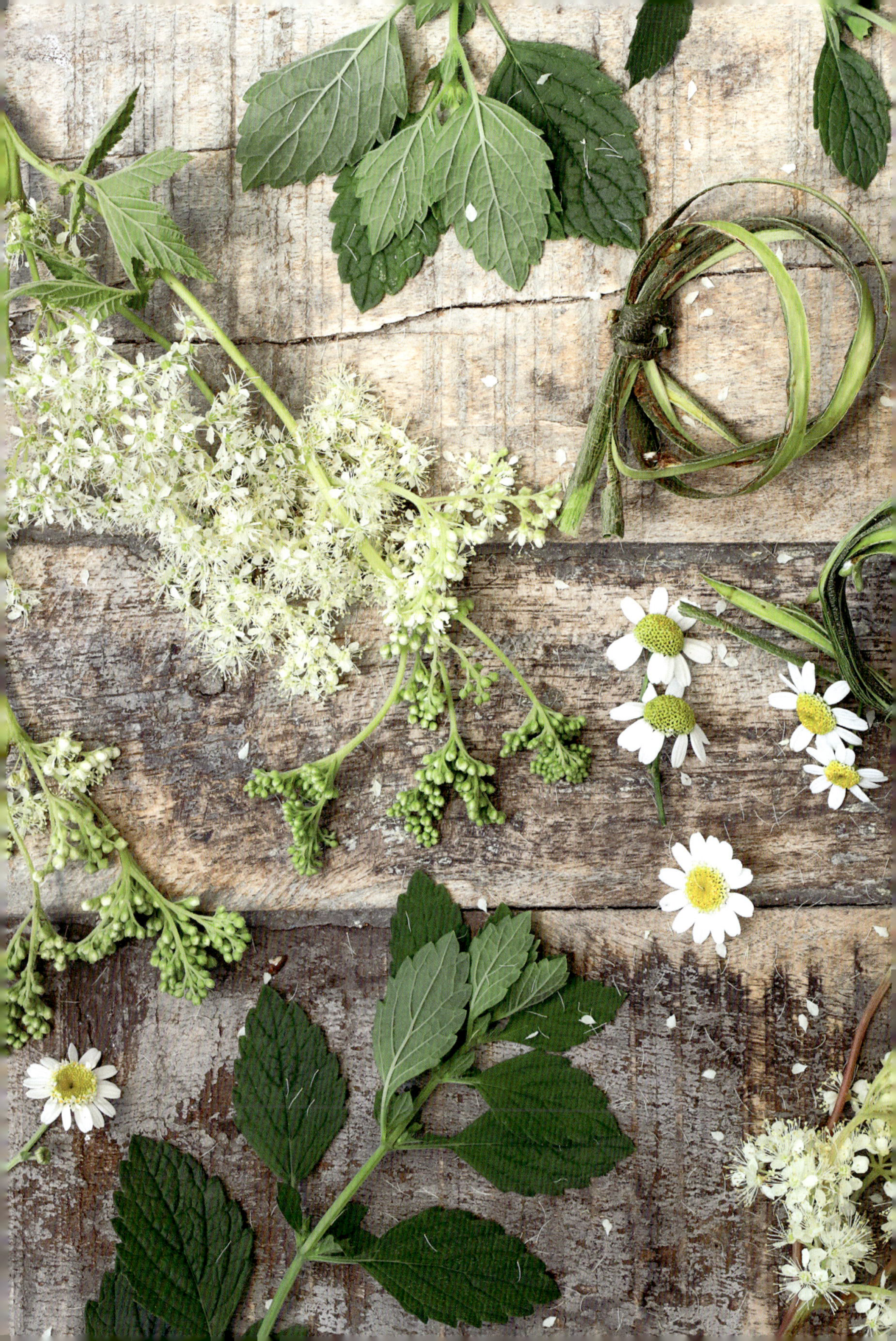

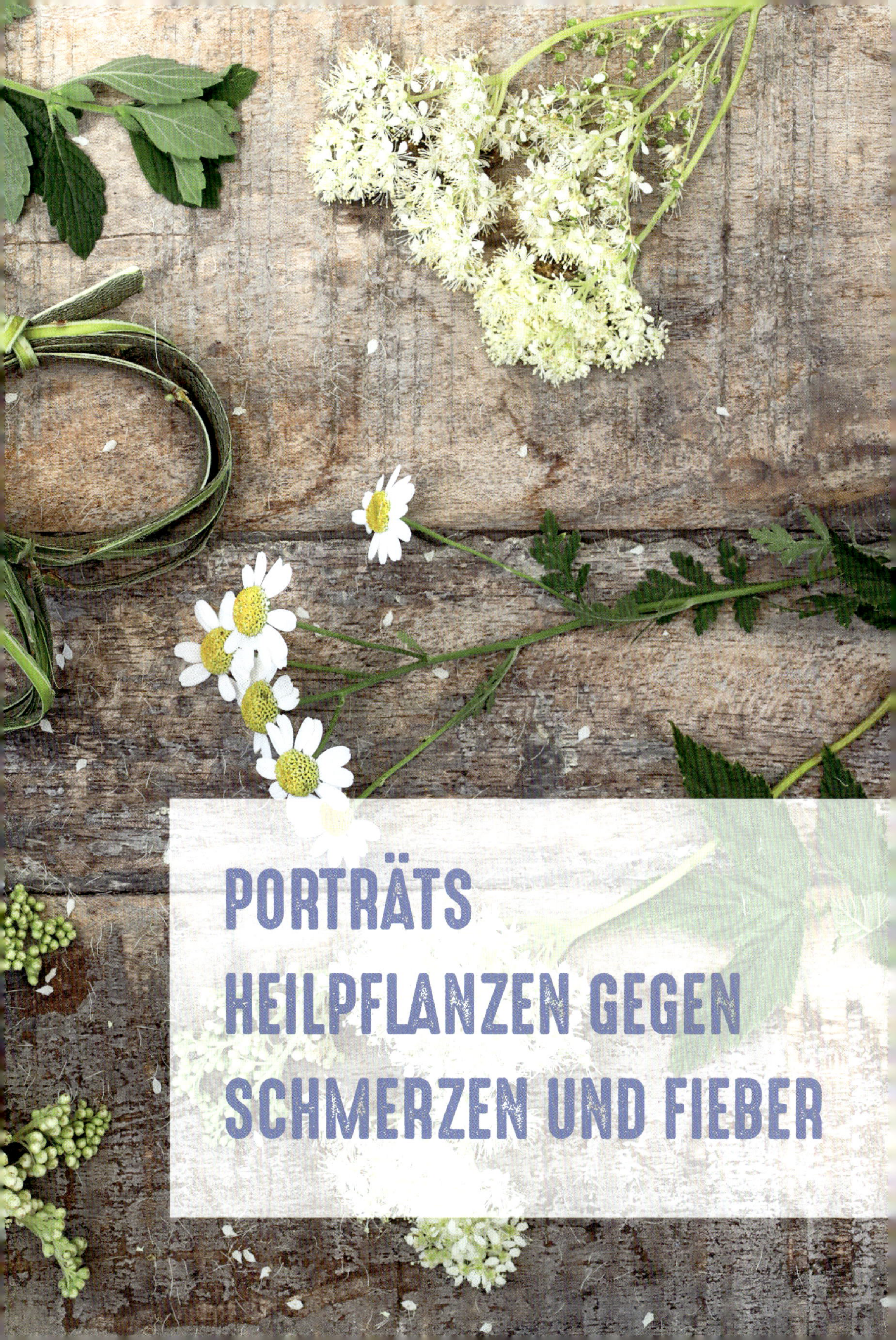

PORTRÄTS HEILPFLANZEN GEGEN SCHMERZEN UND FIEBER

Arnika

Arnica montana

Arnika, auch bekannt als Bergwohlverleih, gehört zu den Korbblütlern und ist auf kalkarmen Gebirgswiesen in ganz Europa beheimatet. Die schöne Pflanze mit den dottergelben Blüten, deren Randblüten meist zurückgeschlagen sind, gehört zu den wichtigsten Heilmitteln der anthroposophischen Medizin. Anwendungen mit Arnika-Essenzen, -salben, -tinkturen oder -gelen helfen zuverlässig bei stumpfen Verletzungen und Gelenkentzündungen. Die wertvollen Inhaltsstoffe wirken auf Muskeln, Nerven, Faszien und kleine Gelenke bis in die Tiefe durchblutungsfördernd, entzündungshemmend und schmerzlindernd. Als Grundregel gilt: Je früher die Anwendung erfolgt, desto effektiver wird die Wirkung sein. Innere Anwendungen sind heute wegen Überempfindlichkeit (einzelner) Menschen auf die Wirkstoffe nicht mehr üblich.

Inhaltsstoffe Keimhemmende ätherische Öle, stark entzündungshemmende Sesquiterpenlactone (v.a. Helealin), die gelben Farbstoffe – die Flavonoide – fördern bei einer Schwellung oder einem Bluterguss den raschen Abtransport von Flüssigkeit und Zelltrümmern. Hinzu kommen Bitterstoffe und Cumarine.

- **Heileigenschaften** Schmerzlindernd, entzündungshemmend, keimhemmend, gefäßerweiternd, durchblutungsfördernd, wundheilend, antiödematös (schwemmt Wassereinlagerungen aus).
- **Anwendungsgebiete** Unblutige Verletzungs- und Unfallfolgen, Sportverletzungen (Prellungen, Zerrungen, Verstauchungen), Frakturödeme, Blutergüsse, rheumatische Muskel- und Gelenkschmerzen, Karpaltunnelsyndrom, Entzündungen der Mund- und Rachenschleimhaut, Zahnschmerzen nach Zahn-OP (in homöopathischer Dosierung).
- **Verwendete Pflanzenteile** Arnikablüten, selten werden Arnikawurzeln oder die ganze Pflanze verwendet.
- **Sammeln** Arnika steht unter Naturschutz und darf daher in der Natur nicht gesammelt werden. Im Garten angepflanzt, kann sie für Heilzwecke verwendet werden. Sie wächst aber nur gut auf nährstoffarmen und sauren Böden. Sammelzeit ist zur Hauptblüte zwischen Juli und August/September. Die gesammelten Blüten möglichst rasch bei 40–50 °C trocknen, um eine graue Verfärbung zu vermeiden.
- **Nebenwirkungen** Arnika kann (insbesondere auf geschädigter Haut) die Haut reizen. Aus diesem Grund werden Arnika-Zubereitungen nur stark verdünnt – das gilt auch für Tinkturen – angewendet. Falls es zu Bläschenbildung, Brennen oder Juckreiz kommt, sollte die Behandlung umgehend abgesetzt werden.
- **Wechselwirkungen** Sind mit gerinnungshemmenden Medikamenten wie beispielsweise Warfarin und Aspirin möglich.
- **Gegenanzeigen** Nicht anwenden bei Allergien gegen Arnika und andere Korbblütler.

Fertigpräparate Arnika-Salbe (Wala oder Weleda), Arnika-Essenz (Wala oder Weleda), Arnika-Gelee (Weleda)

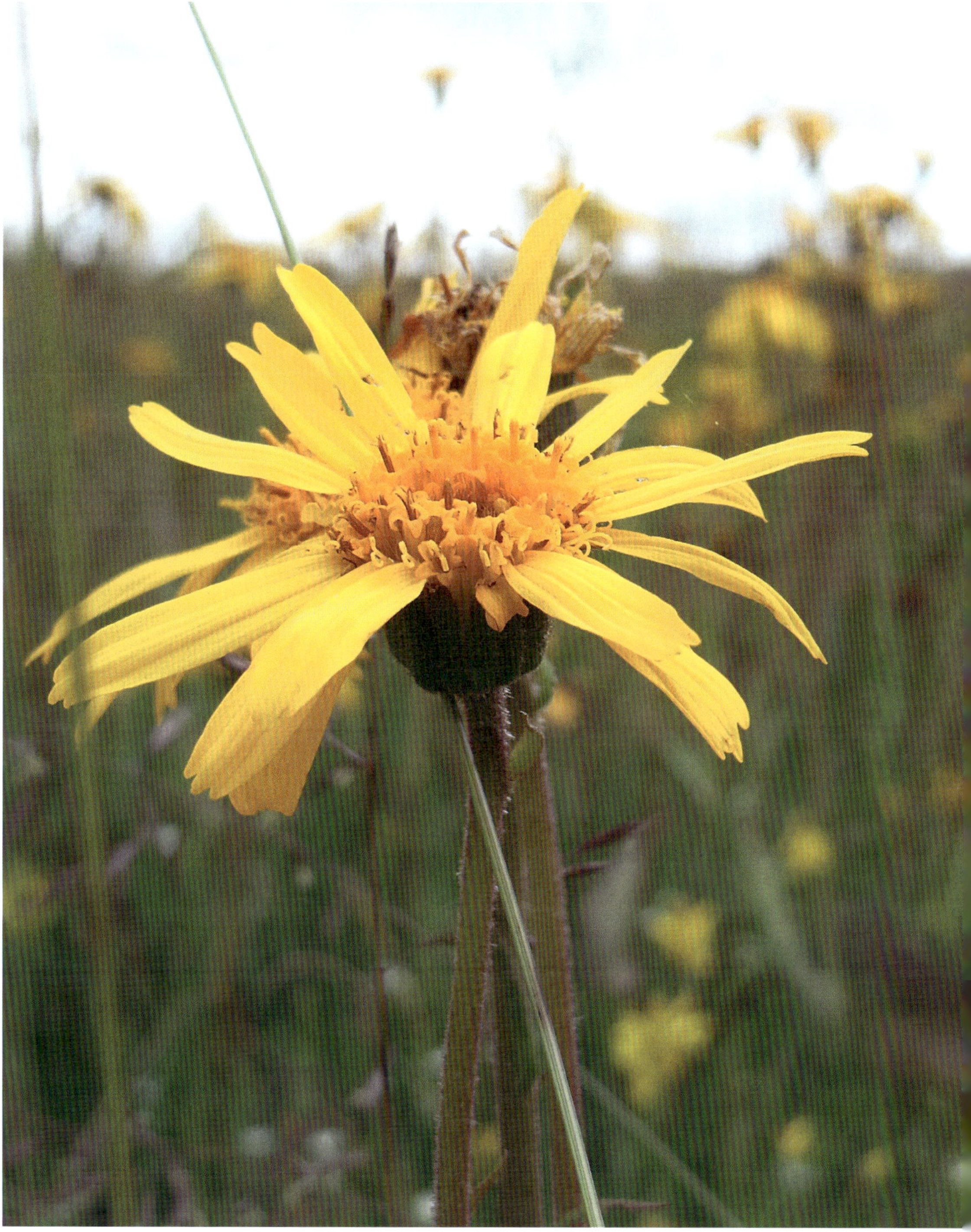

Beinwell

Symphytum officinale

Das rauborstige Borretschgewächs wächst gern auf feuchtem Grund und ist in Europa und Asien bis nach Sibirien heimisch. Beinwell entwickelt glockenförmige, magentafarbene Blüten und eine dicke, saftige und rübenförmige Pfahlwurzel mit schleimig-weicher Konsistenz. Kraut und Wurzeln des Beinwells fördern den Regenerationsprozess beim Abheilen von Haut und Knochen sowie den Rückgang von Schwellungen und wirken entzündungshemmend. Schon die alten Kräuterweiber und Wundärzte wussten: „Mit Beinwell wächst zusammen, was zusammengehört". Nach den Ergebnissen einer Studie kann eine Beinwellsalbe die Schmerzen bei Sportverletzungen genauso gut lindern wie ein Gel, das

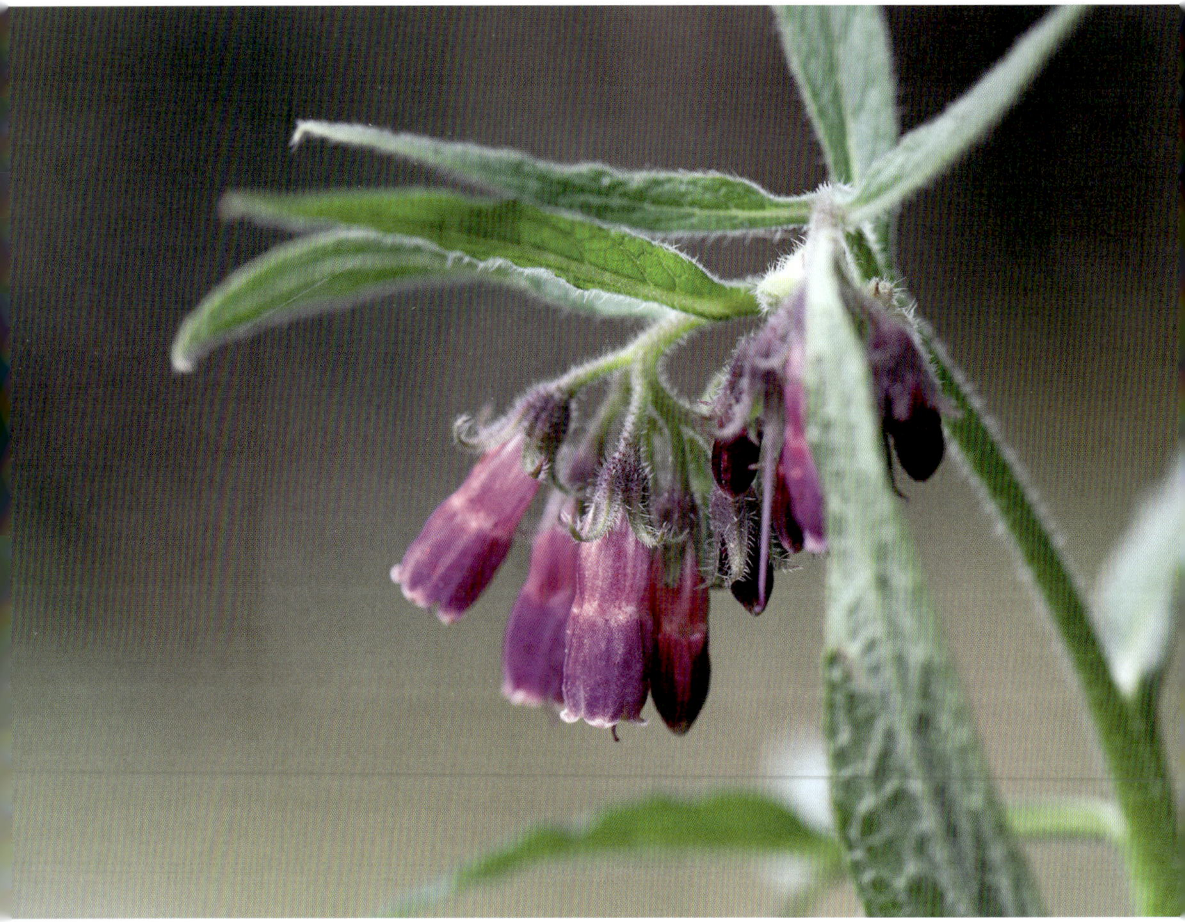

Diclofenac enthält. Seit jeher werden Beinwellsalben auch zur Behandlung bei Sehnenscheiden- und Schleimbeutelentzündung oder zur Wundrandbehandlung bei offenem Bein (Ulcus cruris) gebraucht. Aufgrund giftiger Inhaltsstoffe wird Beinwell nur noch äußerlich angewendet, beispielsweise um Salben, Cremes oder Tinkturen herzustellen.

- **Inhaltsstoffe** Allantoin ist vermutlich der Hauptwirkstoff, der die Beschleunigung des Zellaufbaus, der Zellbildung und der Zellregeneration von Gewebe und Knochenhaut unterstützt. Vor allem die Wurzel enthält Pyrrolizidin-Alkakoide, weshalb der „Knochenheiler" heute nur noch für äußere Anwendungen empfohlen wird. Daneben finden sich noch Gerbstoffe, Schleimstoffe, Sterole, Phenolkarbonsäuren, B-Vitamine, Kieselsäure sowie entzündungshemmende Glykopeptide.
- **Heileigenschaften** Schmerzlindernd, regeneriert geschädigtes Gewebe, wirkt wundheilend, entzündungswidrig, durchblutungsfördernd, kühlend und abschwellend.
- **Anwendungsgebiete** Heilungsphase nach Knochenbruch, Knochenhautreizung, Verstauchungen, Prellungen, Quetschungen, Muskel- und Bänderriss, Sehnenscheiden- und Schleimbeutelentzündung, Fersensporn.
- **Verwendete Pflanzenteile** Wurzel und Kraut.
- **Sammeln** Wurzel im Herbst, Kraut zur Blütezeit im Mai/Juni pflücken. Wurzeln ausgraben, mit kaltem Wasser waschen und der Länge nach spalten. Auf Schnüre fädeln und im Schatten trocknen. In Porzellan- oder Glasgefäßen lagern und vor Feuchtigkeit schützen.
- **Nebenwirkungen** Es kann zu Hautirritationen und Allergien kommen.
- **Gegenanzeigen** Beinwell enthält Pyrrolizidinalkaloide, die sich in Versuchsreihen als leber- und erbgutschädigend erwiesen haben. Auf mageren Böden, kurz vor der Blüte und in den Wurzeln beherbergt sie den größten Gehalt dieser Alkaloide. Daher gilt heute die Empfehlung, Beinwell nur für äußere Anwendungen zu gebrauchen und die Anwendung auf vier bis sechs Wochen zu begrenzen. Moderne Beinwellfertigpräparate sind in der Regel von den Alkaloiden befreit, weshalb hier die Anwendungsbeschränkung entfällt. Die innere Anwendung von Beinwell ist vor allem für Schwangere, Stillende und Kinder nicht geeignet.
- **Hinweise** Zubereitungen ab 2 % sind geeignet bei Kindern ab dem 1. Lebensjahr.

Fertigpräparate Kytta-Schmerzsalbe, Traumaplant Schmerzsalbe

Brennnessel

Urtica dioica

Die Brennnessel gedeiht fast überall. Wir finden sie am Bachufer, am Waldes- und Wegesrand und vorzugsweise auf stickstoffreichen Böden neben Scheunen und Komposthaufen. Ihr Wirkspektrum ist groß; sie reinigt von Schlackenstoffen und Säuren und hilft Nieren und Blase bei der Entsorgung wasserlöslicher Abfallstoffe. Kraut und Saft werden bei Ermüdungs- und Erschöpfungszuständen gebraucht. Auch Rheuma- und Fibromyalgie-Patienten profitieren von den schmerzlindernden Eigenschaften, denn die Pflanzenstoffe nehmen Einfluss auf einige Entzündungswege (Zytokine) und helfen gegen Müdigkeit und Erschöpfung. Unsere Vorfahren nutzten die Urtikation, eine Technik, bei der die Anwender absichtlich mit einem Büschel frischem Brennnesselkraut auf die schmerzende Region geschlagen haben, um eine Entzündung zur Behandlung chronischer rheumatischer Beschwerden zu erzeugen.

- **Inhaltsstoffe** Mineralstoffe (Eisen, Kalium, Kalzium, Kieselsäure, Magnesium) Vitamin A, C, Acetylcholin, Phenolcarbonsäuren, Flavonoide, Chlorophyll. In den Brennhaaren biogene Amine wie Histamin, Serotonin und Acetylcholin.
- **Heileigenschaften** Schmerzstillend, entzündungshemmend, harntreibend, immunmodulierend, antiarthrotisch.
- **Anwendungsgebiete** Blätter: unterstützende Behandlung bei Rheuma, Arthritis, Arthrose, Sehnenreizung, Verstauchung, Fibromyalgie, Brennnesselsamen: zur allgemeinen Kräftigung, bei Müdigkeit und Erschöpfung infolge chronischer Entzündung.
- **Verwendete Pflanzenteile** Blätter und Triebspitzen, Samen.
- **Sammeln** Die ganze Pflanze oberhalb des Bodens abschneiden, bündeln und kopfüber im Halbschatten trocknen. Anschließend die Blätter von den Stängeln abstreifen und in Glasgefäßen aufbewahren. Beste Erntezeit der Blätter ist vom Frühjahr bis in den Juli hinein. Brennnesselsamen werden von August bis Oktober geerntet.
- **Nebenwirkungen** Nicht bekannt. Unverträglichkeiten können bei starker Histaminunverträglichkeit entstehen.
- **Gegenanzeigen** Wassereinlagerungen durch eingeschränkte Herz- oder Nierentätigkeit.
- **Hinweise** Getrocknete Brennnesselblätter ergeben einen feinen Tee mit harntreibender Wirkung oder würzen – zwischen den Fingern zerrieben – Suppen und Saucen.

Fertigpräparate Natu-lind 600 mg (Rodisma-Med), Brennnessel naturreiner Heilpflanzensaft (Schoenenberger)

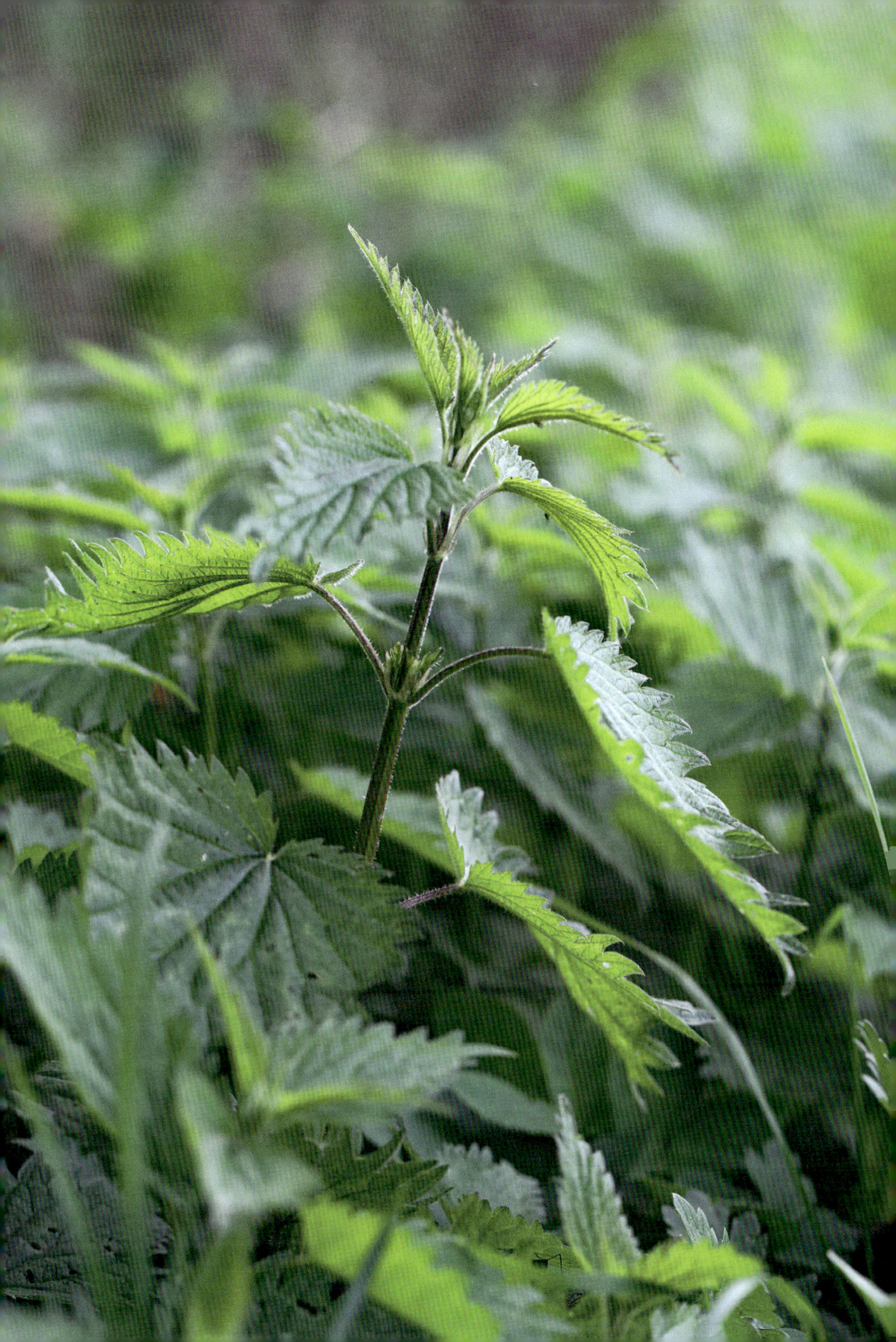

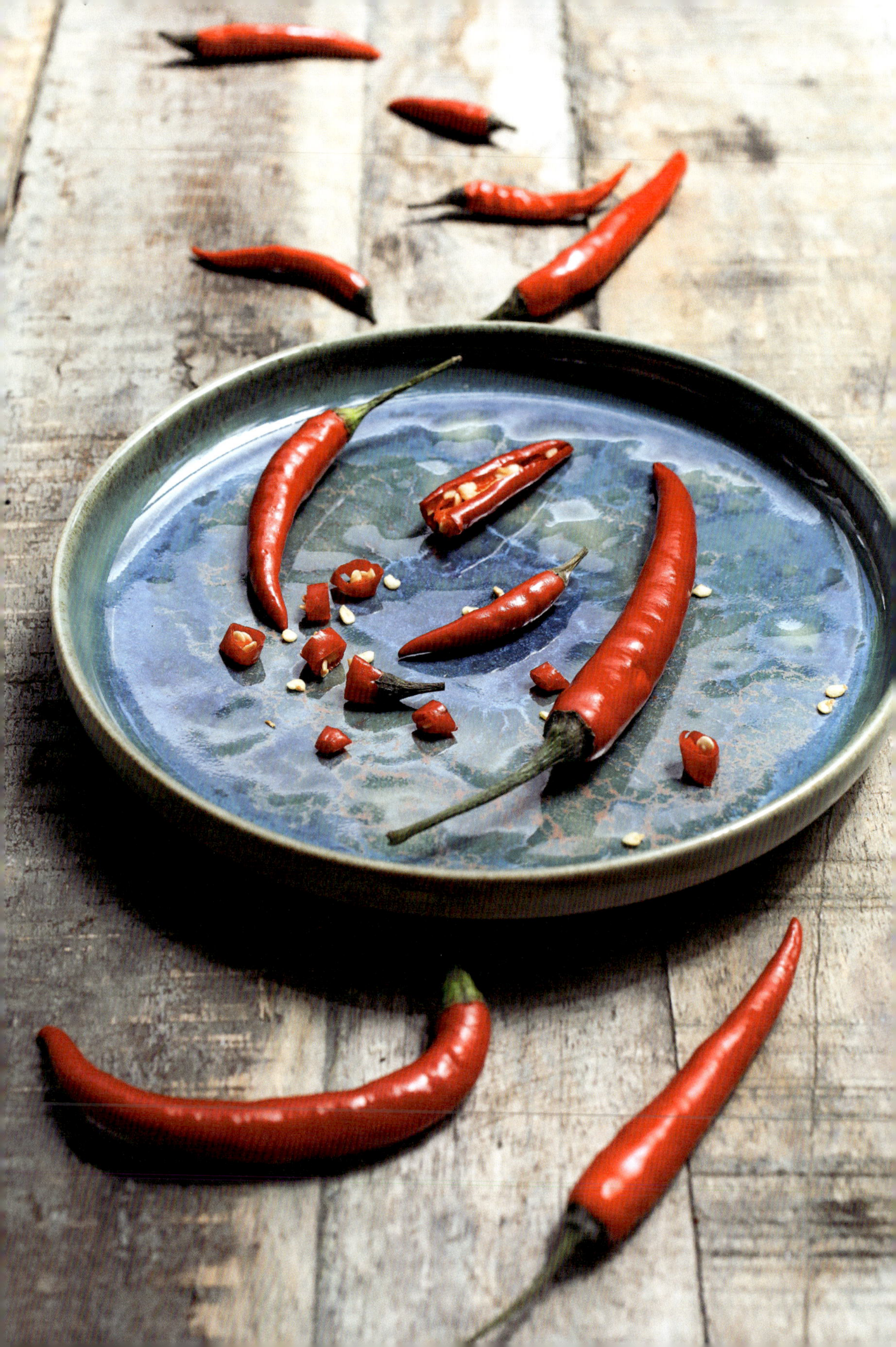

Chili und Cayennepfeffer

Capsicum frutescens und *Capsicum annuum*

Chili und scharfer Paprika waren schon Gewürz der frühen indigenen Völker Süd- und Mittelamerikas und sind Heilmittel mit einem enormen Schärfepotential. Wer sich mit den Zeichen der Natur beschäftigt, kann die Signatur von Chili erkennen: Sie ist in der glühenden Hitze Südamerikas zuhause und die Frucht ist meist dunkelrot gefärbt und glänzend. Die scharfe Schote hat in der Naturmedizin einen festen Stellenwert. Bei Hautkontakt vermittelt ein besonderer Wirkstoff – das Capsaicin – lokal ein starkes Wärmegefühl, oftmals auch ein vorübergehendes Brennen auf der Haut, danach kommt es über die Unterdrückung der Entzündungsreaktion zur Schmerzlinderung. Am besten besorgen Sie sich schmerzstillende Wärmepflaster aus der Apotheke, denn zur Zubereitung selbstgemachter Salben oder Cremes eignet sich Chili wegen unterschiedlicher Schärfegrade nicht. Je nach Wirkstoffmenge und Anwendungsform sind die Arzneimittel rezeptfrei erhältlich oder verschreibungspflichtig.

- **Inhaltsstoffe** Capsaicinoide in Konzentrationen von 0,3–1,2 %. Das Alkaloid stimuliert die peripheren Nervenenden der Schmerzrezeptoren. Sonstige Bestandteile sind fette Öle, Steroidsaponine, Glykoside von Kaffeesäurederivaten, die farbgebenden Carotinoide und Flavonoide wie Quercetin, reichlich Vitamin C und Provitamin A in den roten Früchten.
- **Heileigenschaften** Schmerzhemmend, gefäßerweiternd, tiefendurchblutend, wärmend, nervenstärkend, antirheumatisch, schweißtreibend.
- **Anwendungsgebiete** Nervenschmerzen (nach ausgeheilter Gürtelrose), diabetische Polyneuropathie, Muskelschmerzen mit Muskelhartspann (Myogelose; insbesondere im Bereich der Wirbelsäule und im Schulter-Nacken-Bereich), Trigeminusneuralgie, Arthrose, Osteoarthritis, Fibromyalgie.
- **Verwendete Pflanzenteile** Früchte, getrocknet und gemahlen.
- **Nebenwirkungen** In seltenen Fällen Überempfindlichkeitsreaktionen der Haut. Bei Überdosierung sind Schäden an den Nerven wie auch Blasen- und Geschwürbildung der Haut möglich.
- **Gegenanzeigen** Überempfindlichkeit gegen Paprikazubereitungen, nicht auf geschädigte Haut und generell nicht auf Schleimhäute auftragen.
- **Hinweise** Die Regionen rund um Augen, Nasenlöcher und Genitalien sollten ausgespart werden. Den Anwendungszeitraum von sechs Wochen nicht überschreiten.

Fertigpräparate Capsagamma Dolor Creme 0,05 % (Wörwag), ABC-Pflaster, Rheumaplast-Pflaster, Finalgon CPD Wärmecreme

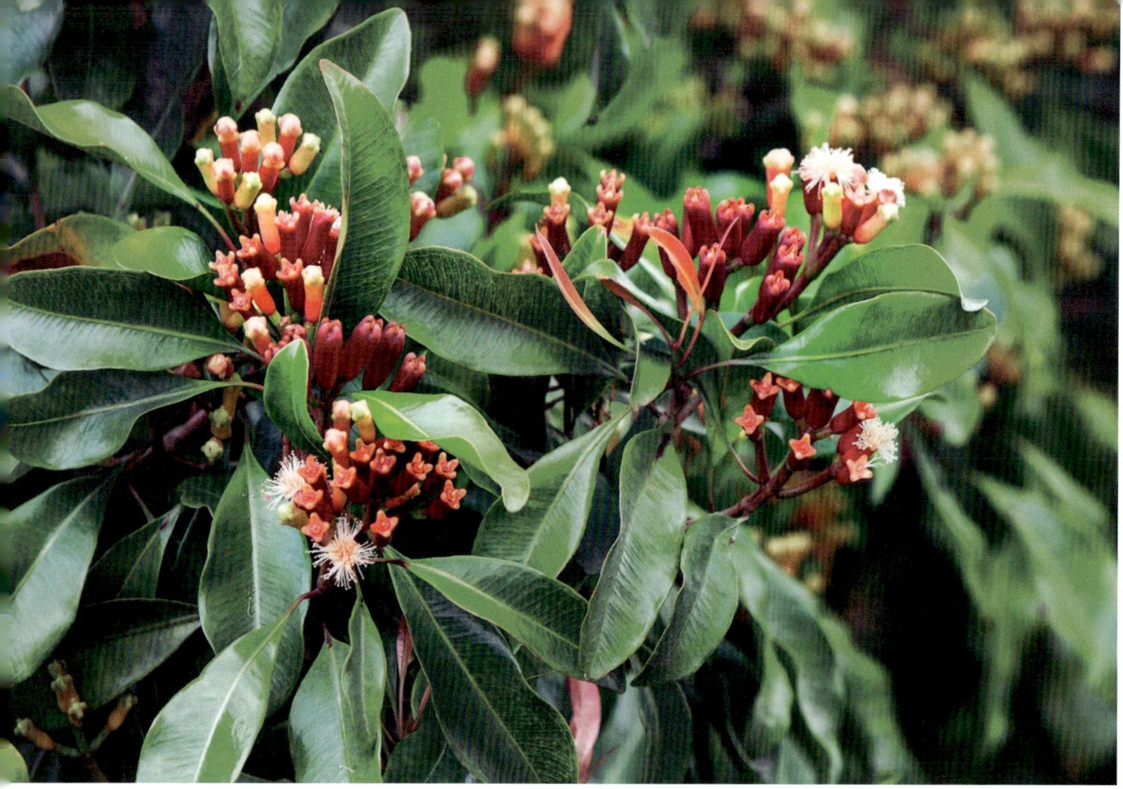

Gewürznelke

Syzygium aromaticum

Die scharf-fruchtigen und leicht bitteren Gewürznelken sind Bestandteil so gut wie jeder Lebkuchen- oder Punschrezeptur. Aber auch als Arznei haben die braunen Knospen zahlreiche Anwendungsgebiete. Ärzte der ayurvedischen und Traditionellen Chinesischen Medizin kennen ihre keimhemmenden und schmerzstillenden Eigenschaften schon lange. Nelken beziehungsweise das daraus gewonnene Nelkenöl haben eine traditionelle Verwendung als Schmerzmittel in der Zahnheilkunde und werden zur lokalen Behandlung von Zahninfektionen und Zahnschmerzen genutzt. Äußerlich auf die Haut gerieben, hilft ätherisches Nelkenöl bei Rheuma und Muskelschmerzen.

- **Inhaltsstoffe** Ätherisches Öl (Eugenol mit betäubender Wirkung), Gerbstoffe, Flavonoide, Phenolverbindungen, geringe Mengen fettes Öl.
- **Heileigenschaften** Schmerzhemmend, örtlich betäubend, entzündungshemmend, antimikrobiell.
- **Anwendungsgebiete** Zahnschmerzen, Entzündungen der Mund- und Rachenschleimhaut, Muskelschmerzen.
- **Verwendete Pflanzenteile** Nelkenknospen, ätherisches Öl.
- **Nebenwirkungen** Bei zu hoher Konzentration Gewebereizung.
- **Gegenanzeigen** Allergie gegen Nelken, Schwangerschaft, Stillzeit, kleine Kinder.

Fertigpräparate Ätherisches Öl Nelkenknospe (Primavera), Gewürznelke Super Bio (Maienfelser Naturkosmetik), Nelken ganz (Sonnentor)

Heublumen

Heublumen werden auch als „Schmerzmittel der Naturheilkunde“ bezeichnet. Unter diesem Begriff versteht man eine Mischung aus Blüten, Samen, Blättern und Stängeln unterschiedlicher Pflanzen, die auf Wiesen wachsen und nach dem Ernteschnitt das Heu bilden. Der typische Geruch stammt vom Ruchgras, aber auch von Labkräutern, Kleearten und anderen Wiesengewächsen wie dem Wiesen-Fuchsschwanzgras oder dem Lieschgras. Heublumen können Sie an geeigneten Standorten selbst sammeln, sie sind aber auch in der Apotheke, im Reformhaus oder bei speziellen Anbietern online erhältlich. Eine Handvoll enthält je nach Standort rund 50 verschiedene Pflanzenarten. Sie haben vielfältige Anwendungen insbesondere im Bereich des Bewegungsapparates und sind ein Mittel zur örtlichen Wärmebehandlung. Durch eine bessere Durchblutung von Organen, einem erhöhten Gewebsstoffwechsel und einer entspannten Muskulatur kommt es zu einer Linderung von Schmerzen.

- **Inhaltsstoffe** Je nach Standort: Cumaringlykoside, Furancumarine, ätherische Öle, Flavonoide, Gerbstoffe.
- **Heileigenschaften** Durchblutungsfördernd, stoffwechselanregend, entkrampfend, beruhigend, schmerzlindernd.
- **Anwendungsgebiete** Rheumatische und arthritische Schmerzen, schmerzhafte Veränderungen von Muskeln, Sehnen und Gelenken, Fibromyalgie, Hexenschuss, zur Therapiebegleitung bei Nieren-, Blasen- und Gallenleiden.
- **Verwendete Pflanzenteile** Blüten, Blätter, Samen und Stängelanteile von Wiesengräsern.
- **Nebenwirkungen** In sehr seltenen Fällen sind allergische Hautreaktionen wie auch Heuschnupfen möglich.
- **Gegenanzeigen** Herz- und Kreislaufschwäche, Allergien gegen Heublumen, offene Hautareale.
- **Hinweise** Vorsicht bei heißen Heublumen-Auflagen, es herrscht Verbrennungsgefahr, insbesondere bei hoher Dampfsättigung.

Fertigpräparat Heublumenkissen (Alexander Weltecke GmbH)

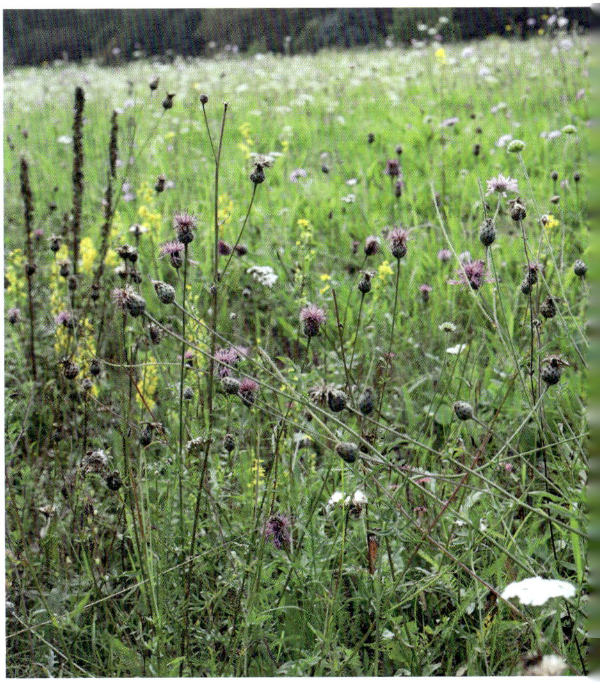

Holunder, Schwarzer

Sambucus niger

Der Holunder wird schon seit vielen Jahrhunderten sehr geschätzt, sowohl als Heilpflanze wie auch als Schutzbringer für Haus und Hof, der auf keinen Fall gefällt werden durfte. In ihm wohnte eine heilige und heilbringende Baumgöttin, die Göttin Holda oder die Frau Holle. Wurzeln, Rinde, Blätter, Blüten und Früchte wurden einst für Heilzwecke verwendet. Heutzutage werden in der Heilkunde die schirmartigen Blütenstände mit ihrem feinen, süßlichen Geruch und die violett-schwarzen „Beeren" verwendet.

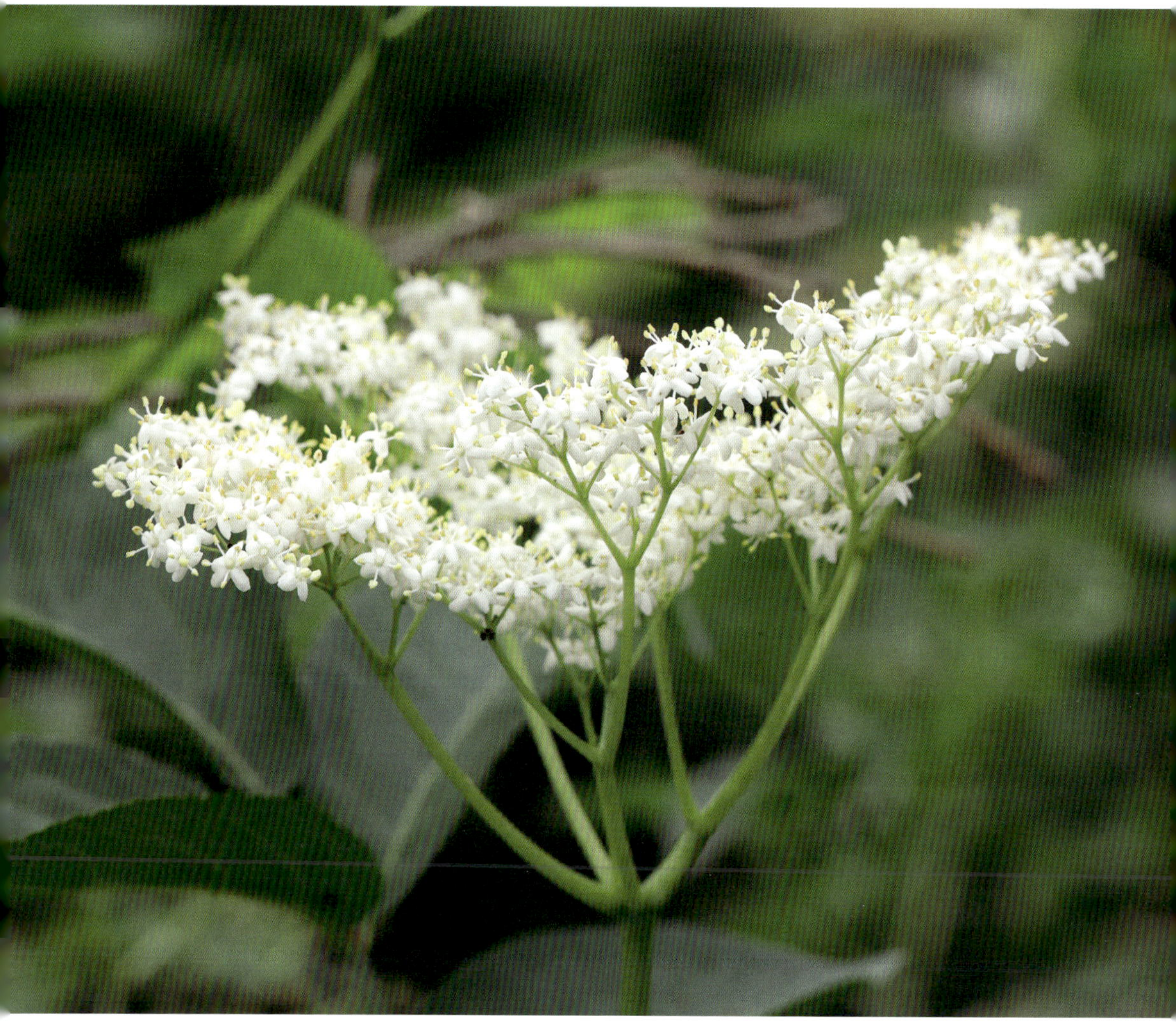

Reich verzweigte und oft bogig ausladende Äste, die innen mit einem schaumstoffartigen Mark gefüllt sind, extrem frostbeständig, graubraune, korkartige Rinde, ovale, gegenständig angeordnete Laubblätter sind seine Kennzeichen. Verwechslungsgefahr besteht mit dem giftigen Attich (Zwerg-Holunder, *Sambucus ebulus*).
Heute wird Holunder bei fiebrigen Erkältungen und grippalen Infekten verwendet, seine entzündungshemmenden Wirkungen unterstützen verschiedene Therapien und können u. a. bei Erkrankungen aus dem rheumatischen Formenkreis unterstützen.

- **Inhaltsstoffe** Blüten: Flavonoide, Hydrozimtsäurederivate, ätherische Öle, Gerbstoffe, Schleimstoffe, Kaliumsalze, Glykoside. Früchte (die „Beeren"): Anthocyane, Vitamin C, Zink.
- **Heileigenschaften** Blüten: schweißtreibend, fiebersenkend, entzündungshemmend, auswurffördernd, harntreibend; Früchte: zusätzlich antiviral, blutbildend.
- **Anwendungsgebiete** Fiebrige Erkältungskrankheiten ohne Schweiß, rheumatische Erkrankungen.
- **Sammeln** An warmen, sonnigen Tagen um die Sonnenwende herum die ganz aufgeblühten Dolden (bei denen es sich, streng botanisch gesehen, um Schirmrispen handelt) schneiden und an einem schattigen und luftigen Ort trocknen. Im August oder September nur Dolden ernten, an denen alle Früchte komplett blauschwarz durchgefärbt sind. Dafür einfach die gesamte Dolde abschneiden. Vom Strauch sollte man sie nicht direkt naschen, das gilt vor allem für Kinder. Damit sich die Blausäure ganz zersetzt, sollten die Früchte mindestens 20 Minuten bei mehr als 80 °C köcheln.

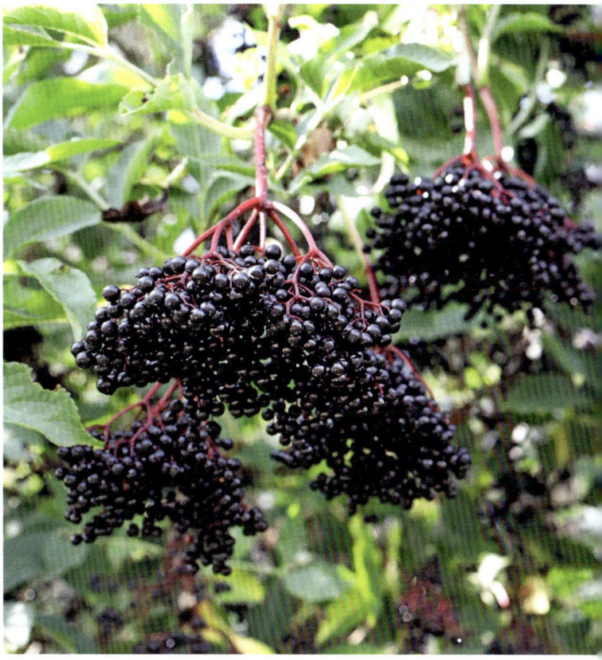

- **Nebenwirkungen/Gegenanzeigen** Nicht bekannt.

Fertigpräparate Holunderblüten-Tee (Bombastus, Aurica, Klenk), Holunderbeeren ganz (NaturKräuter)

Ingwer

Zingiber officinale

Die scharfe Ingwerknolle (botanisch korrekt: das Ingwerrhizom) gilt mittlerweile als Allzweckwaffe in Küche und Heilkunde. Ingwer stammt aus Südchina, wird aber heute weltweit in fast allen tropischen Gebieten kultiviert. Für die Küche wie auch die Heilkunde ist das unterirdische Rhizom bedeutsam. Ingwer hat ein breites Wirkspektrum. Die Ingwerinhaltsstoffe helfen vermutlich auf ähnlichem Weg gegen Schmerzen und Entzündungen wie chemische Schmerzmittel – vorausgesetzt, Ingwer wird hoch genug dosiert und längere Zeit eingenommen. Bei der Behandlung von Kopfschmerzen und Migräne wirkt Ingwer ähnlich wie das Schmerzmittel Sumatripan. Zudem bessern sich die migränetypischen Beschwerden Übelkeit und Erbrechen. Aktuelle Studien weisen darauf hin, dass Ingwer Regelschmerzen sowie Muskelschmerzen oder Schmerzen bei Arthrose lindern kann. Bei fieberhaften Infekten entfaltet Ingwer seine antimikrobiellen Eigenschaften und wärmt von innen.

- **Inhaltsstoffe** Ätherische Öle (Zingiberen, Zingiberol, Cineol), Scharfstoffe (Gingerol und Shogaol), Stärke, Schleimstoffe, Vitamin C, Mineralstoffe (Eisen, Magnesium, Kalzium, Kalium, Natrium).
- **Heileigenschaften** Antientzündlich, antioxidativ, schmerzstillend, leicht fiebersenkend, entkrampfend.
- **Anwendungsgebiete** Rheuma, Arthritis, Arthrose, Muskelschmerzen, Kopfschmerzen, Migräne, lindert Übelkeit und Erbrechen bei Migräne, Koliken im Verdauungstrakt, Fiebersenkung.
- **Verwendete Pflanzenteile** Rhizom.
- **Nebenwirkungen** Bei empfindlichem Magen, Sodbrennen, Schleimhautreizungen im Darm oder Gallensteinleiden umsichtig dosieren.
- **Gegenanzeigen** Bei Schwangerschaftserbrechen vorher den Arzt konsultieren. Nicht bei gleichzeitiger Einnahme von Gerinnungshemmern.

Fertigpräparat Bio Ingwer Kapseln (Unimedica)

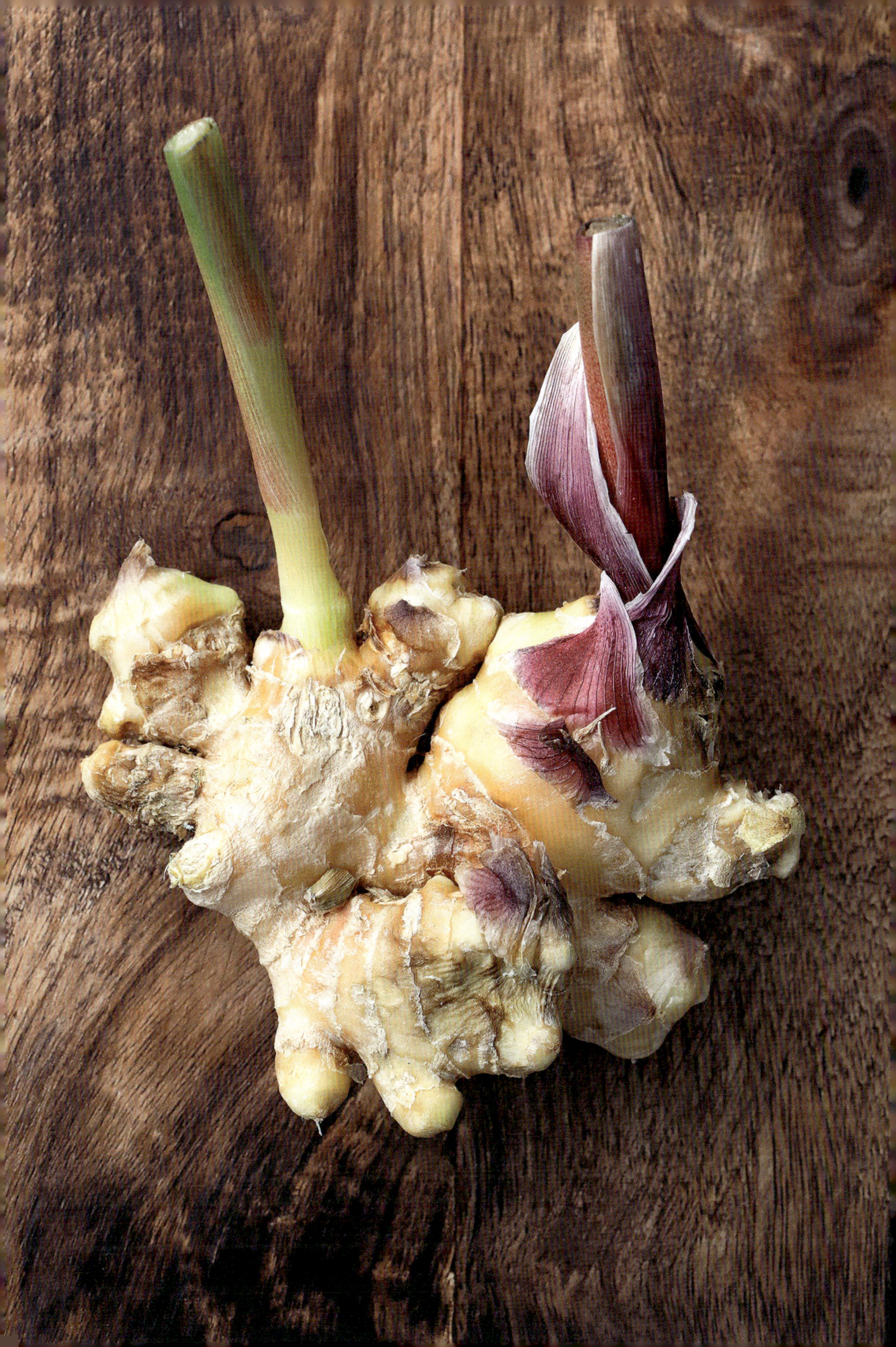

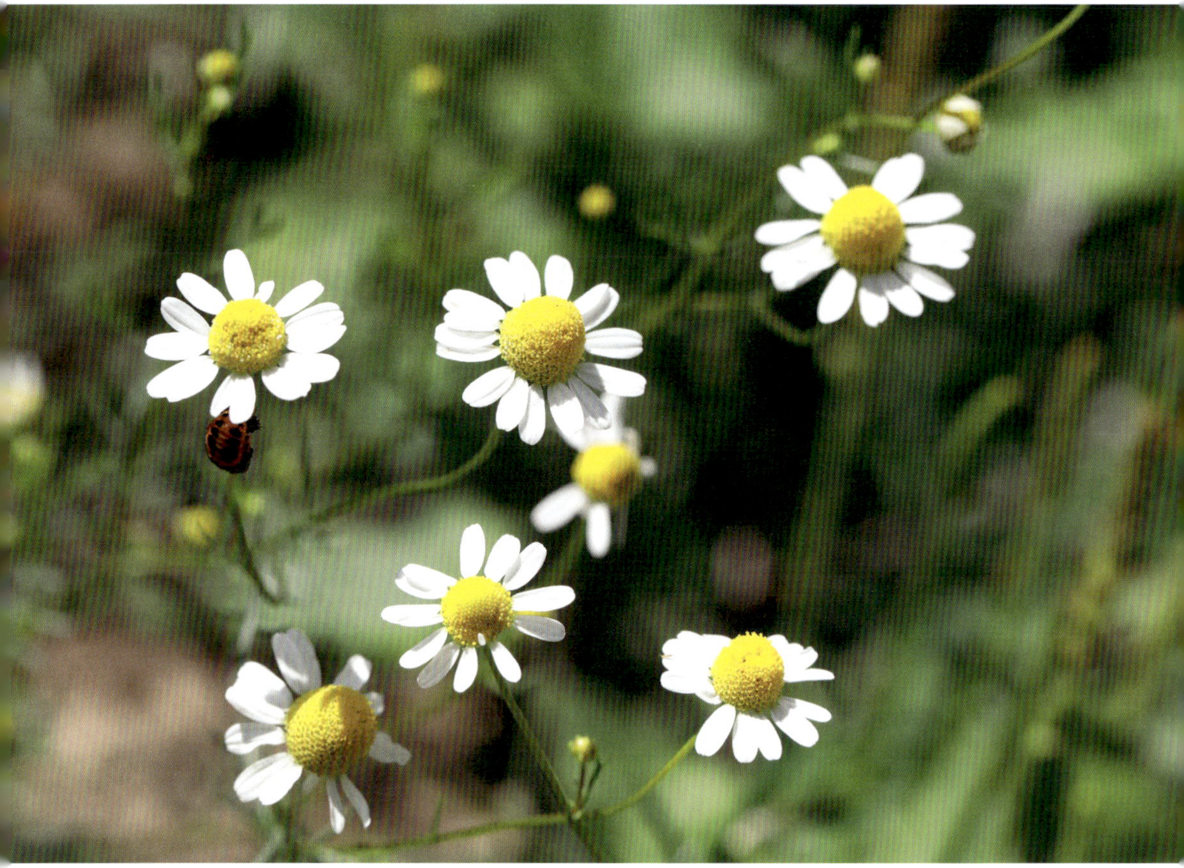

Kamille, Echte

Matricaria chamomilla/recutita

Die Echte Kamille kommt vorzugsweise an warmen und trockenen Standorten, als Getreidebegleiter und Ruderalpflanze vor. Wer sie von anderen Kamillenarten unterscheiden will, schneidet den aufgewölbten Blütenboden der Länge nach durch und wird feststellen, dass dieser bei der Echten Kamille innen hohl ist.

Für die Hauptkomponenten, die komplexen ätherischen Öle von blauer Farbe, Flavonoide und Schleimstoffe, ist ein entzündungshemmendes und krampflösendes Wirkspektrum bestätigt. Zusätzlich hemmen die Wirkstoffe das Wachstum und die Vermehrung von Pilzen und Bakterien, allerdings schwächer als synthetische Produkte.

Das Hauptanwendungsgebiet der Kamille ist die entzündete Schleimhaut, einerlei ob es sich um die Schleimhäute der Nase, Nebenhöhlen, Bronchien oder Entzündungen und Krämpfe der Verdauungsorgane handelt. Bei einer entzündeten Magenschleimhaut ist Kamille das Mittel der Wahl. Als Klistier oder Einlauf kann lauwarmer Kamillentee bei Darmentzündungen verabreicht werden.

- **Inhaltsstoffe** Ätherische Öle mit blauer Farbe, Flavonoide, Schleimstoffe, Cumarine.
- **Heileigenschaften** Entzündungshemmend, krampflösend, entblähend, magenschonend, reizmildernd, keimwidrig.
- **Anwendungsgebiete** Magen-Darm-Beschwerden mit Krämpfen, Reizmagen, Blähungen, Magengeschwür, Menstruationsbeschwerden, äußerlich zur Wundbehandlung.
- **Verwendete Pflanzenteile** Voll entwickelte Blütenköpfchen.
- **Sammeln** Kamillenblüten ernten Sie am besten an einem sonnigen Tag ohne Regen um die Mittagszeit. Denn dann sind die Blüten vollständig geöffnet und der Gehalt an ätherischen Ölen ist am höchsten.
- **Nebenwirkungen** Selten allergische Reaktionen möglich.
- **Gegenanzeigen** Nicht anwenden bei Überempfindlichkeit gegenüber Kamille und anderen Korbblütlern.
- **Hinweise** Achten Sie auf gute Qualität. Kamillenblütentee in Beuteln und von Discountern haben keine Arzneibuchqualität.

Fertigpräparat Kamillenblüten Tee (Bombastus, Sonnentor, Salus)

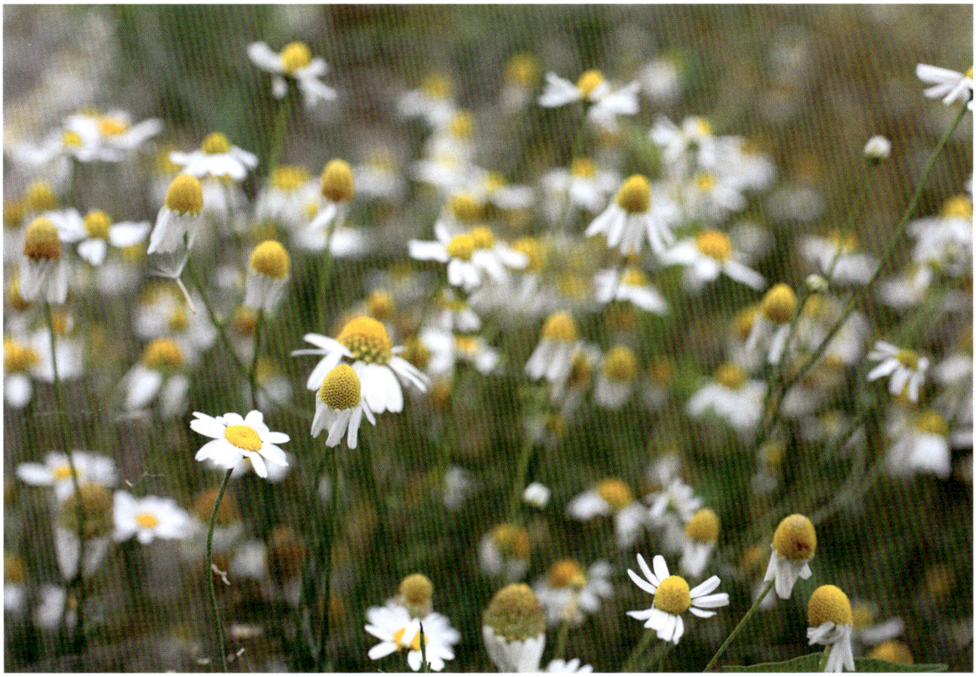

Linde, Winter- und Sommer-

Tilia cordata und *Tilia platyphyllos*

Ihr Name erzählt von ihrem Wesen: Die Linde ist lind, sie ist beruhigend und mild, ihre Heilkraft sanft. Unter ihrem Blätterdach entstanden einst heilige Stätten. In vergangenen Zeiten hat man unter Linden Wahrheit und Versöhnung gesucht, getanzt und Lieder gesungen oder Geschichten erzählt.

Lindenblüten verströmen einen angenehm süßlichen Duft und locken zahlreiche summende Bienen zum Nektarsammeln an. Sie sind ein Klassiker im Einsatz gegen Fieber, da sie die Blutgefäße öffnen. Die so entstehende Schweißbildung und Verdunstung auf der Haut wirkt fiebersenkend. Noch zu Großmutters Zeiten fehlten getrocknete Lindenblüten in keiner Hausapotheke. Sie sind wohlschmeckend und deshalb auch bei Kindern beliebt.

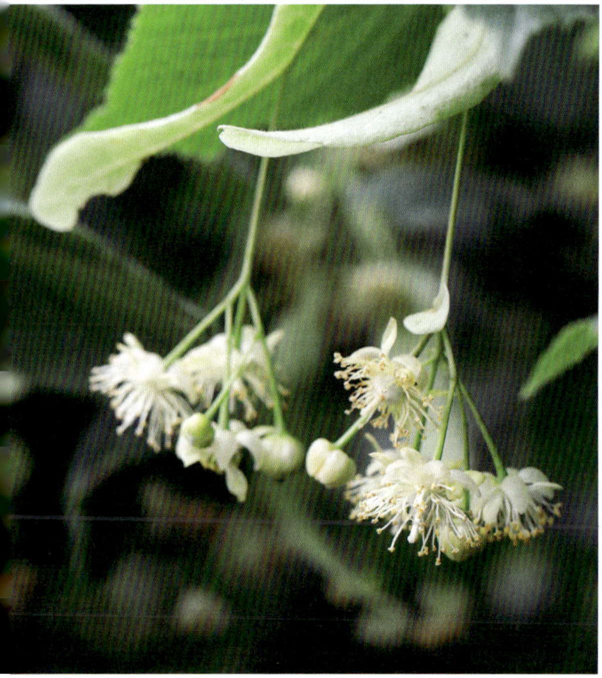

- **Inhaltsstoffe** Flavonoide, Gerbstoffe, Phenylcarbonsäuren, Schleimstoffe, Glykoside, Vitamin C, etwas ätherisches Öl.
- **Heileigenschaften** Schweißtreibend, fiebersenkend, reizlindernd, auswurffördernd, beruhigend, abwehrsteigend.
- **Anwendungsgebiete** Schweißtreibendes Mittel bei fieberhaften Erkältungen, Steigerung der Abwehrkräfte.
- **Verwendete Pflanzenteile** Gesamter Blütenstand, also neben Blüten auch Stiele und Hochblätter.
- **Sammeln** Ernten Sie vorzugsweise frisch aufgeblühte Blüten einen bis vier Tage nach Blühbeginn der Vollblüte (meist zweite Juni-Hälfte bzw. erste Juli-Hälfte) an einem vollsonnigen Vormittag, denn dann ist der Gehalt an Wirkstoffen besonders hoch. Nach der Ernte die frischen Blüten an einem luftigen Ort zum Trocknen ausbreiten und so lange liegen lassen, bis es raschelt. Anschließend die Blüten zwischen den Fingern grob zerkleinern, in ein lichtundurchlässiges Gefäß geben oder dunkel aufbewahren. Der Vorrat sollte bis zur nächsten Saison aufgebraucht sein.
- **Nebenwirkungen/Wechselwirkungen/Gegenanzeigen** Nicht bekannt.

Fertigpräparat Lindenblütentee (Sidroga, Aurica, Salus)

Mädesüß

Filipendula ulmaria/Spiraea ulmaria

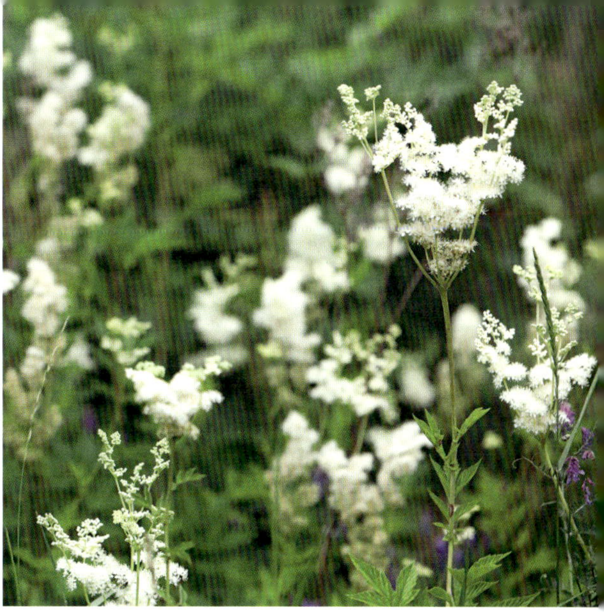

Das Echte Mädesüß ist eine mehrjährige Staude aus der Familie der Rosengewächse. Es ist in weiten Teilen Europas heimisch und gedeiht vornehmlich auf feuchten und nährstoffreichen Standorten wie Gräben, Bachufern, Feuchtwiesen, Moorgebieten und in Auwäldern. Mit seinem hohen Wuchs von über 1 m überragt es andere Wiesenkräuter. Seine duftenden, cremeweißen Blüten machen es zu einem markanten Wildkraut. Die lang gestielten, gefiederten Blätter erinnern an die der Ulme (daher auch der lateinische Artname *ulmaria*).

Die Pflanze enthält schmerzstillende Substanzen, die ähnlich wie Acetylsalicylsäure wirken. Bereits Anfang des 19. Jahrhunderts wurde aus der Pflanze Salicylsäure isoliert, die damals Spiersäure genannt wurde. Zusammen mit der Weide lieferte Mädesüß so lange Zeit Salicylsäure, bis der Wirkstoff synthetisch hergestellt wurde. Die alte Bezeichnung Spiersäure ist noch im Markennamen Aspirin erkennbar.

- **Inhaltsstoffe** Ätherische Öle, Gerbstoffe, Salicylsäurealdehyd, Schleimstoffe, Flavon- und Phenylglykoside. Die Blüten enthalten mehr Salicylsäurealdehyd als das Kraut und haben eine stärkere entzündungshemmende und schmerzlindernde Wirkung.
- **Heileigenschaften** Entzündungshemmend, fiebersenkend, schmerzlindernd, harntreibend.
- **Anwendungsgebiete** Fieber, Kopfschmerzen (insbesondere Grippekopfschmerzen, chronische Kopfschmerzen, Spannungskopfschmerzen, arzneimittelbedingte Kopfschmerzen), Neuralgien, rheumatische Erkrankungen, Fibromyalgie.
- **Verwendete Pflanzenteile** Kraut mit Blüten, Blättern und Stängelanteilen.
- **Sammeln** Das Kraut vorzugsweise von Juni bis August ernten. Hierfür schneidet man ganze Blütenrispen ab und trocknet sie schonend an einem trockenen, gut belüfteten Ort ohne direkte Sonneneinstrahlung. Ernten Sie am besten in den Vormittagsstunden, denn dann ist der Gehalt am stärksten. Das durchgetrocknete Kraut trocken und luftdicht sowie kühl und dunkel aufbewahren.
- **Nebenwirkungen** Bei Überdosierung Magenbeschwerden bis hin zu Brechreiz.
- **Wechselwirkungen** Sind mit gerinnungshemmenden Arzneien theoretisch möglich.
- **Gegenanzeigen** Salicylatüberempfindlichkeit.

Fertigpräparat Mädesüßblüten (Dr. Pandalis)

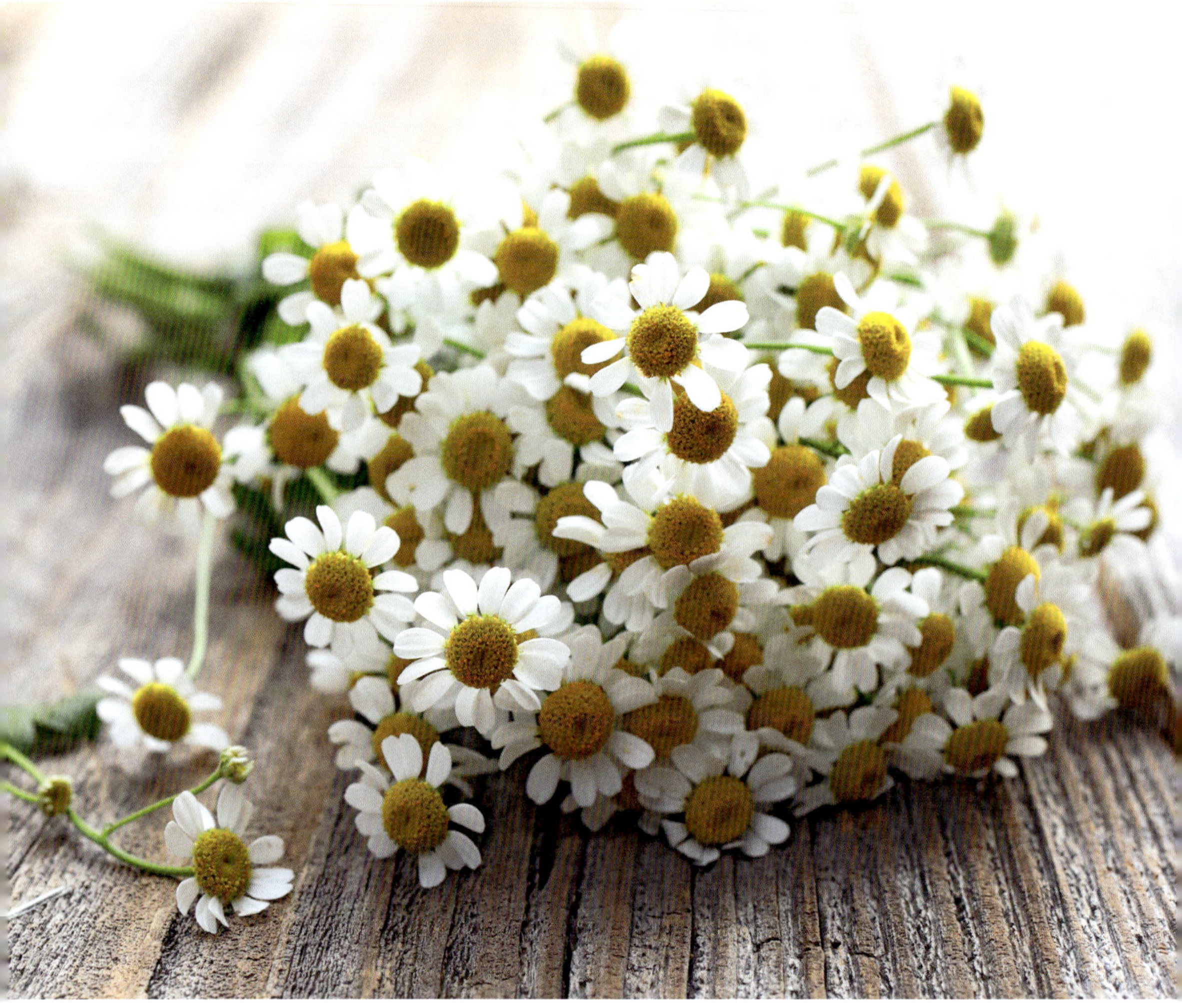

Mutterkraut

Tanacetum parthenium/ Chrysanthemum parthenium

Die Mutterkrautstaude zählt zur großen Familie der Korbblütler. Sie wächst vorzugsweise an Wegen, Zäunen und Schutthalden und gelegentlich noch in alten Bauerngärten. Ihre Heimat ist Vorderasien und das Balkangebiet; heute ist das Mutterkraut in ganz Europa, Australien und Nordamerika eingebürgert. Es bildet Blüten mit gelben Röhrenblüten und weißen Zungenblüten, die Blätter sind gefiedert und haben eine frische, krautige Note.

Lange vor der Erfindung des Aspirins verwendete man Mutterkraut mit Erfolg bei Kopfschmerzen, zur Prophylaxe von

Migräne und Behandlung von Fieber. Dies kommt auch in dem englischen Volksnamen „feverfew" zum Ausdruck, was so viel wie „wenig Fieber" bedeutet, während der deutsche Name „Mutterkraut" auf die traditionelle Verwendung als Geburtskraut hinweist. Der volksmedizinische Gebrauch des Mutterkrauts bei Fieber und Kopfschmerzen in England gab Anlass zu intensiven pharmakologischen Untersuchungen ab den 80er-Jahren des letzten Jahrhunderts. Heute wird das Mutterkraut insbesondere zur Unterstützung der physiologischen Nervenregeneration empfohlen.

- **Inhaltsstoffe** Ätherische Öle (mit einem hohen Kampferanteil), bitter schmeckende Sesquiterpenlactone mit dem intensiv erforschten Parthenolid (einem Serotonin-Antagonisten), Flavonoide (Apigenin) und Bitterstoffe.
- **Verwendete Pflanzenteile** Getrocknete Blätter.
- **Sammeln** Während der Blütezeit im Sommer, idealerweise an einem sonnigen Tag.
- **Heileigenschaften** Fiebersenkend, entkrampfend, entzündungshemmend, menstruationsfördernd, schmerzlindernd.
- **Anwendungsgebiete** Migräne-Prophylaktikum, bei Kopfschmerzen, Gesichtsneuralgien, Menstruationskrämpfen.
- **Nebenwirkungen** Bei Langzeitbehandlung Bauchschmerzen und Verdauungsstörungen möglich.
- **Wechselwirkungen** Sind mit gerinnungshemmenden Medikamenten (Beispiel ASS) möglich.
- **Gegenanzeigen** Nicht einnehmen bei Allergie gegen Korbblütengewächse, in der Schwangerschaft, Stillzeit und bei Kindern unter dem 12. Lebensjahr.

Fertigpräparate Pflanzliche Arzneimittel sind in Deutschland derzeit nicht verfügbar. Im Ausland ist beispielsweise Migraherb mit 100 mg Extrakt erhältlich. Eine gute Alternative ist die Verwendung der Urtinktur (Beispielpräparat Nemagran, Nestmann)

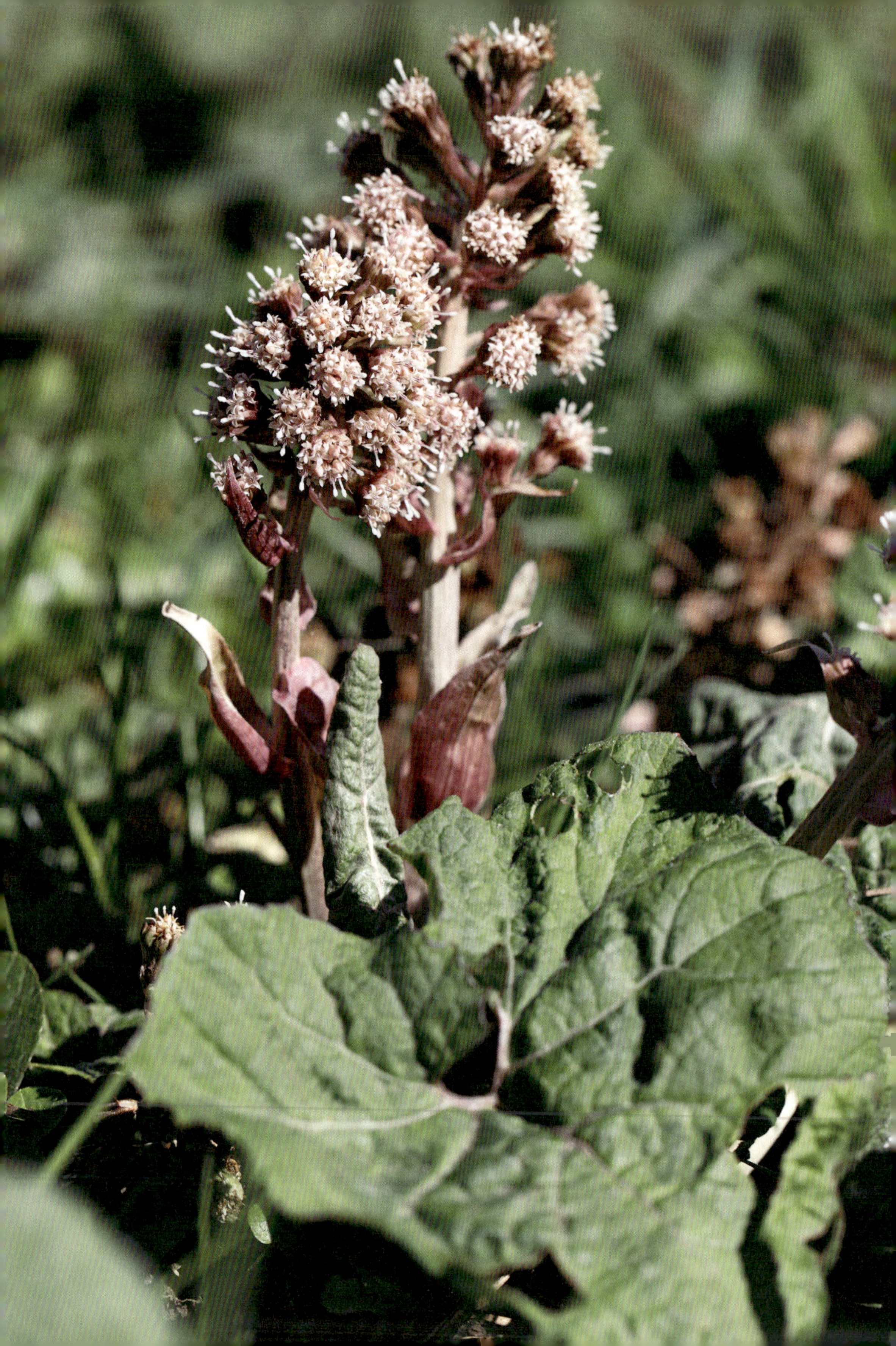

Pestwurz

Petasites hybrides

Das Korbblütengewächs gedeiht in ganz Europa und kann bis zu 1 m hoch werden. Wie der Name vermuten lässt, wurde die Pestwurz im Mittelalter gegen pestartige Erkrankungen verwendet. Sie wächst an Flussufern, auf feuchten, nährstoffreichen, tonigen und lehmigen Waldböden. Im Frühjahr ist von der ganzen Pracht der riesigen Blätter noch wenig zu sehen, denn diese entwickeln ihre volle Größe erst im Laufe des Sommers. Die Blattunterseite ist grauwollig behaart. Im Winter zieht sich die Pflanze in ihren dicken Wurzelstock zurück. Er wird für Heilzwecke verwendet.
Von einer Gabe als Tee ist absolut abzuraten, da die Pestwurz Pyrrolizidinalkaloide (kurz PA) enthält, die sich in Versuchsreihen als lebertoxisch und krebserregend erwiesen haben. Es gibt aber einige Sorten, die den Giftstoff nur in sehr geringen Mengen beinhalten, teilweise unter der Nachweisgrenze. Achten Sie deshalb beim Kauf von Pestwurzpräparaten auf das Label „PA-frei“.

- **Inhaltsstoffe** Petasin, Isopetasin, Pyrrolizidinalkaloide, Schleimstoffe, ätherische Öle.
- **Verwendete Pflanzenteile** Wurzel, Blätter.
- **Heileigenschaften** Schmerzlindernd, krampflösend, entzündungshemmend, antiallergisch, antihistaminisch.
- **Anwendungsgebiete** Migräne bei Kindern und Erwachsenen, krampfartige Schmerzen der ableitenden Harnwege, begleitend bei Menstruationskrämpfen.
- **Nebenwirkungen** Im Einzelfall Magen-Darm-Beschwerden wie Aufstoßen, Sodbrennen oder leichte Übelkeit möglich.
- **Gegenanzeigen** Nicht anwenden bei bestehenden Leberleiden, in der Schwangerschaft und Stillzeit.

Fertigpräparat Petadolex von Linpharma (nur aus dem Ausland beziehbar)

Pfefferminze

Mentha piperita

Vermutlich ist erst im 17. Jahrhundert durch Kreuzung oder durch Zufall in England eine Naturhybride, die heute so beliebte Pfefferminze, entstanden. Sie unterscheidet sich von anderen Minzen durch ihren hohen Mentholgehalt und den scharfen Geschmack, daher der Name „Pfeffer-Minze". Die winterharte Staude aus der Familie der Lippenblütengewächsen wächst heute überall in Europas Gärten, erreicht eine Wuchshöhe von bis zu 70 cm, hat rötlich überlaufene Stängel und länglich-eiförmige Blätter. Sie sind intensiv grün gefärbt, gezähnt und haben auf der Unterseite punktförmige Öldrüsen.

Äußerlich angewandt ist Pfefferminzöl Schmerzmitteln aus der Apotheke bei Spannungskopfschmerzen ebenbürtig! Das bestätigen wissenschaftliche Studien. Es hemmt die Bildung von Schmerzstoffen, steigert die Durchblutung der Haut und entspannt die Muskulatur. Außerdem wirkt Menthol lokalanästhetisch und hat einen angenehm kühlenden Effekt. Bei inneren Anwendungen kommen die krampflösenden Eigenschaften zum Tragen.

- **Inhaltsstoffe** Ätherisches Öl mit Menthol und Menthon (50–86 %), Pinen, Phellandren und Limonen, Flavonoide, Bitterstoffe, Gerbstoffe.
- **Heileigenschaften** Schmerzlindernd, krampflösend, blähungswidrig, verdauungsfördernd, gallenflussfördernd, gärungswidrig.
- **Anwendungsgebiete** Einreibungen bei Spannungskopfschmerzen, Tee bei krampfartigen Beschwerden im oberen Verdauungstrakt, Übelkeit, Brechreiz.
- **Verwendete Pflanzenteile** Blätter, ätherisches Öl.
- **Sammeln** Für Heil- und Küchenzwecke ernten Sie das Kraut am besten zu Beginn der Blütezeit in den Vormittagsstunden und trocknen es dann schonend im Halbschatten.
- **Gegenanzeigen** Für die innere Anwendung: bei Gallensteinleiden und Zwerchfellbruch nur nach ärztlicher Rücksprache. Da äußere Anwendungen die inneren Organe nicht belasten, ist die Anwendung auch für Schwangere und Leberkranke geeignet.
- **Nebenwirkungen** Bei empfindlichen Menschen kann es bei innerer Anwendung zu Magenbeschwerden kommen.

Fertigpräparate Äußere Anwendung: Euminz Lösung, OLBAS Tropfen; innere Anwendung: Medacalm Kapseln magensaftresistent, Pfefferminzblätter (Apotheke)

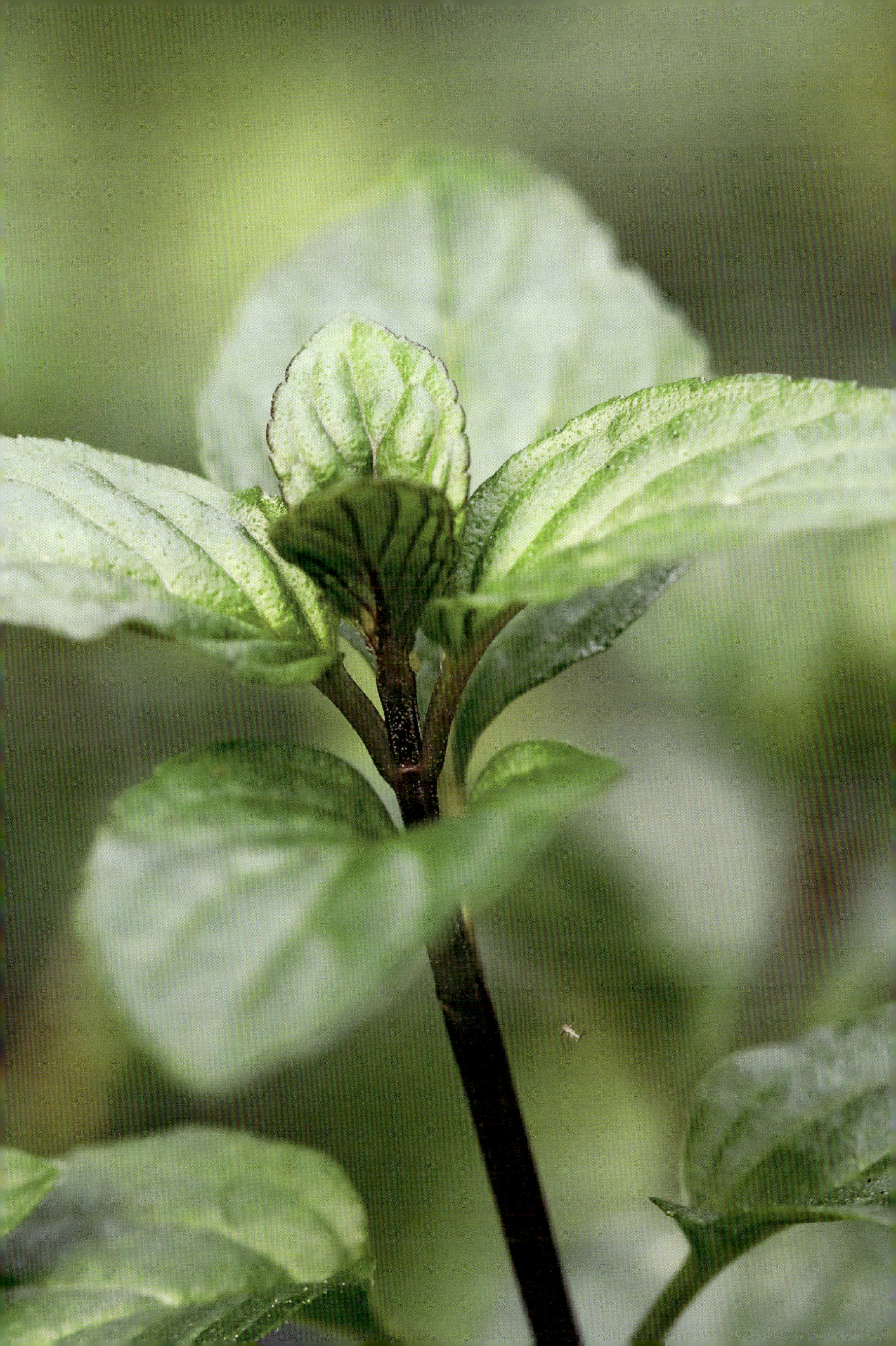

Teufelskralle, Afrikanische

Harpagophytum procumbens

Die Afrikanische Teufelskralle ist eine widerstandsfähige krautige Pflanze, die in den Savannen Namibias und der Kalahari-Wüste beheimatet ist. Sie bevorzugt niedergelegene, sandige Steppenregionen. Besonders auffällig sind ihre trichterförmigen, hellrosa bis roten Blüten und ihre fruchtartigen Strukturen, die – mit kräftigen Widerhaken versehen – namensgebend sind. Um Trockenzeiten

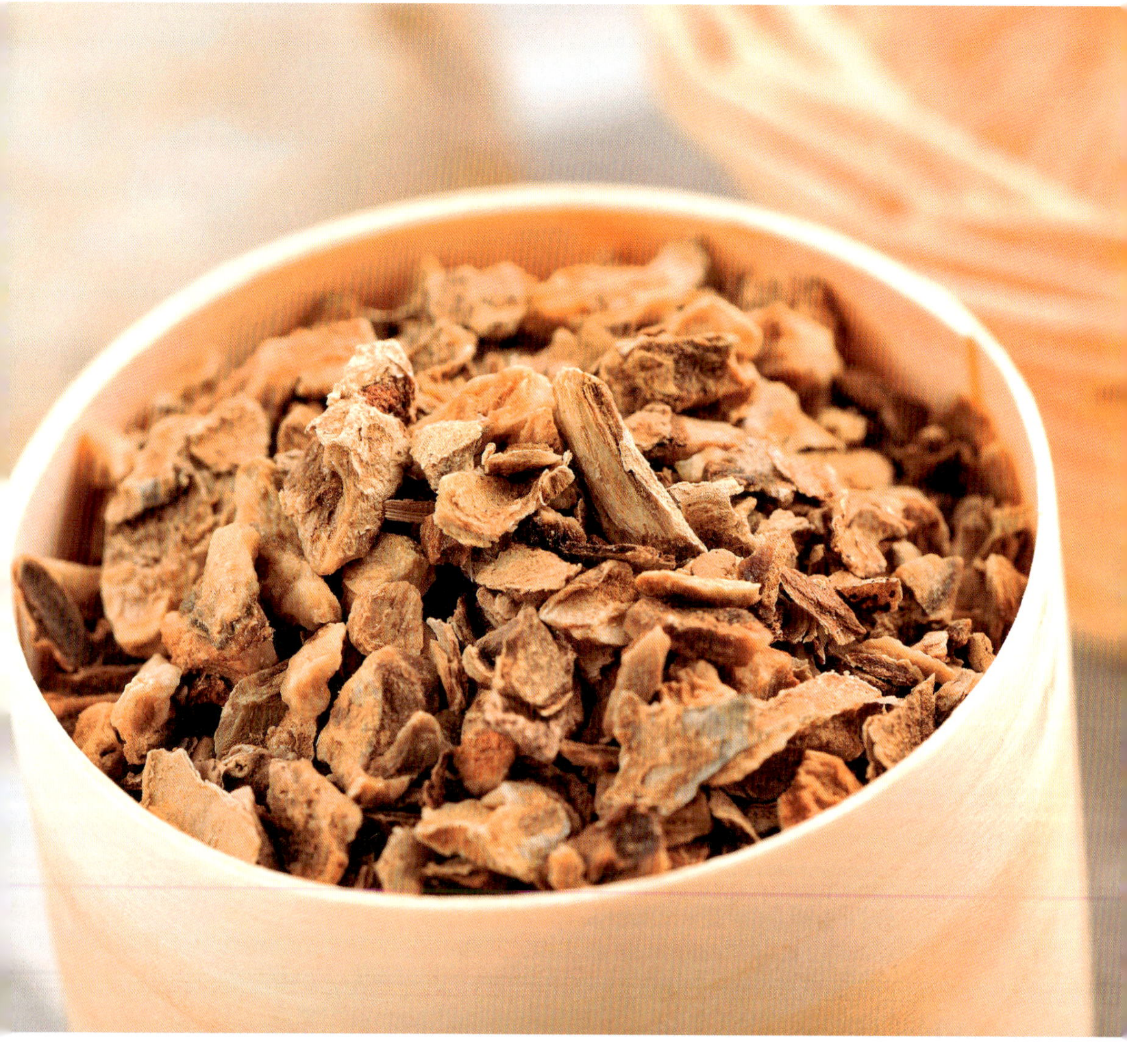

zu überstehen, sterben die an der Oberfläche liegenden Pflanzenteile ab. Die tiefliegenden, stark verzweigten Wurzeln bleiben übrig und speichern Wasser und Nährstoffe. Die Primärwurzel ist bis zu 50 cm lang. Von ihr aus zweigen sich knollige Sekundärwurzeln ab, die sich bis zu 2 m tief in der Erde befinden. Sie speichern bis zu 90 % Wasser und erinnern in Größe und Form ein wenig an Süßkartoffeln. Nach der Ernte werden sie zerkleinert und getrocknet.

- **Inhaltsstoffe** Bitterstoffe (Harpagosid, Harpagid sowie Procumbid), Flavone wie Kaempferol und Luteolin, Phytosterine, Triterpene, ungesättigte Fettsäuren.
- **Heileigenschaften** Schmerzlindernd, knorpelschützend, antiarthrotisch, entzündungs- und ödemhemmend, appetitanregend.
- **Anwendungsgebiete** Abnutzungsbedingte Schmerzen des Bewegungsapparates, Kopfschmerzen aufgrund eines Halswirbelsäulensyndroms (HWS), Fibromyalgie.
- **Verwendete Pflanzenteile** Wurzel.
- **Nebenwirkungen** Bei Überdosierung Unverträglichkeitsreaktionen wie Bauchschmerzen, Durchfall, Übelkeit oder Erbrechen.
- **Wechselwirkungen** Sind nicht bekannt.
- **Gegenanzeigen** Magen- und Zwölffingerdarmgeschwüre, Gallensteinleiden. Nicht in der Schwangerschaft und Stillzeit anwenden.
- **Hinweis** Das Wildsammeln der Teufelskrallenwurzel hat zu Beginn der 2000er-Jahre zu einem bedenklichen Rückgang ihres natürlichen Vorkommens geführt. Die Wurzeldroge stammt heute jedoch vorwiegend aus Anbauflächen in Südafrika.

Fertigpräparate Teufelskralle-Loges, Teufelskralle Madaus

Weiden

Salix sp.

Weiden wachsen als kleine Bäume oder als Sträucher. Für heilkundliche Zwecke eignen sich zahlreiche Arten der rund 500 Weidengewächse, etwa die Silber-Weide, die Sal-Weide, die Korb-Weide oder die Purpur-Weide. Ausschlaggebend ist der ausreichend hohe Salicylat-Gehalt, der einen Mindestgehalt von 1,5 % Gesamtsalicylaten aufweisen muss. Schon im Altertum wurde die Rinde der Weide gekocht und zur Fiebersenkung, Entzündungshemmung und gegen Schmerzen verwendet. Ende des 19. Jahrhunderts stellte man den wirksamen Inhaltstoff der Weide, die Salicylsäure, her. Durch eine weitere chemische Veränderung konnte ein gut anwendbares Arzneimittel gewonnen werden – die Acetylsalicylsäure. Als Aspirin ist sie eines der ältesten Medikamente auf dem Markt. Weidenrinde ist das potenteste pflanzliche Schmerzmittel. Und das wussten auch unsere Vorfahren. Wundärzte, Kräuterhexen, Hebammen und Bader heilten mit der Rinde des „Fieberbaums" Erkältungen, Sumpffieber (Malaria), Rheuma, Fieber und Schmerzen aller Art. Durch die Entwicklung synthetischer Schmerzmittel haben Weidenpräparate aus heimischer Produktion stark an Bedeutung verloren.

- **Inhaltsstoffe** 1,5–11 % Salicylalkoholderivate wie Salicin, Catechingerbstoffe, Kaffeesäurederivate und Flavonoide. Lange Zeit wurde angenommen, dass die heilenden Eigenschaften der Weidenrinde ausschließlich auf dem Wirkstoff Salicin beruhen. Dann konnte jedoch anhand von einigen Studien aufgezeigt werden, dass Salicin allein nicht für das Wirkspektrum der Weidenrinde verantwortlich ist und erst im Zusammenspiel mit den anderen Inhaltsstoffen wie etwa den Flavonoiden gut funktioniert.
- **Heileigenschaften** Fiebersenkend, schmerzlindernd, entzündungshemmend, trocknend, blutstillend.
- **Anwendungsgebiete** Erkältungskrankheiten mit Fieber, chronische, langanhaltende Kopfschmerzen, arzneimittelbedingter Kopfschmerz, leichte Gelenkschmerzen, rheumatische Beschwerden, Fibromyalgie, Schmerzzustände jeglicher Art.
- **Verwendete Pflanzenteile** Weidenrinde.
- **Sammeln** Rinde der zwei- bis dreijährigen Weidenzweige im Frühjahr sammeln, trocknen und ganz oder zerkleinert verwenden.
- **Nebenwirkungen** Allergische Reaktionen sind möglich. Aufgrund der Gerbstoffe führen Überdosierungen zur Reizung von Magen und Darm mit Übelkeit und Erbrechen.
- **Wechselwirkungen** Sind nicht bekannt. Die Salicylsäure der Weide hat kaum gerinnungshemmende Wirkung.
- **Gegenanzeigen** Nicht anwenden bei Salicylsäure-Überempfindlichkeit (betrifft ca. 0,2 % der Bevölkerung). Eine Anwendung während der Schwangerschaft und in der Stillzeit sowie bei Kindern und Jugendlichen wird aufgrund fehlender Untersuchungen zur Unbedenklichkeit nicht empfohlen.

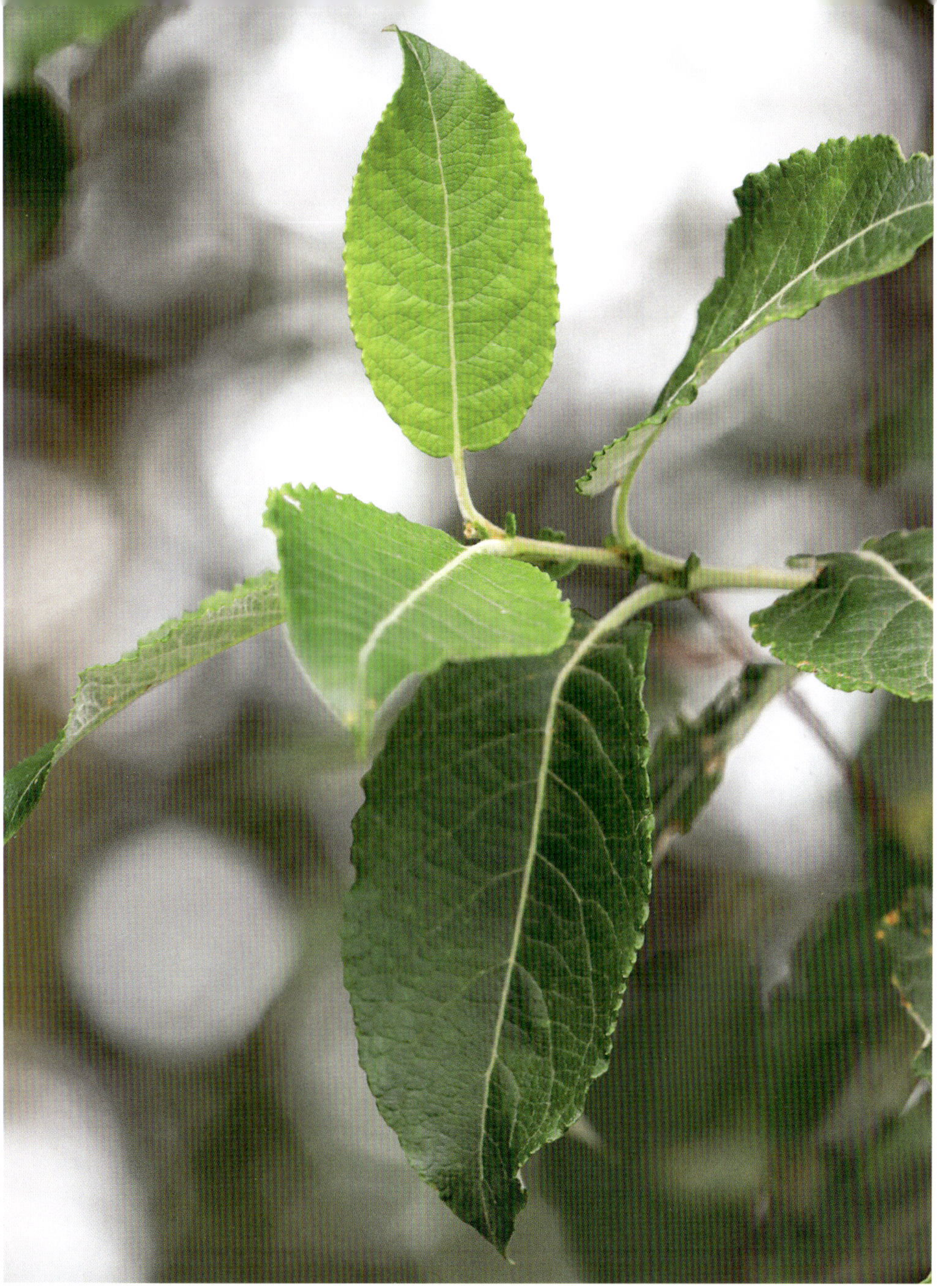

Fertigpräparate Dr. Ehrenberger Weidenrindenextrakt (1–2 Kapseln täglich), Weidenrinde Tinktur, Central Apotheke International (3 × täglich 20–30 Tropfen in Wasser verdünnt einnehmen)

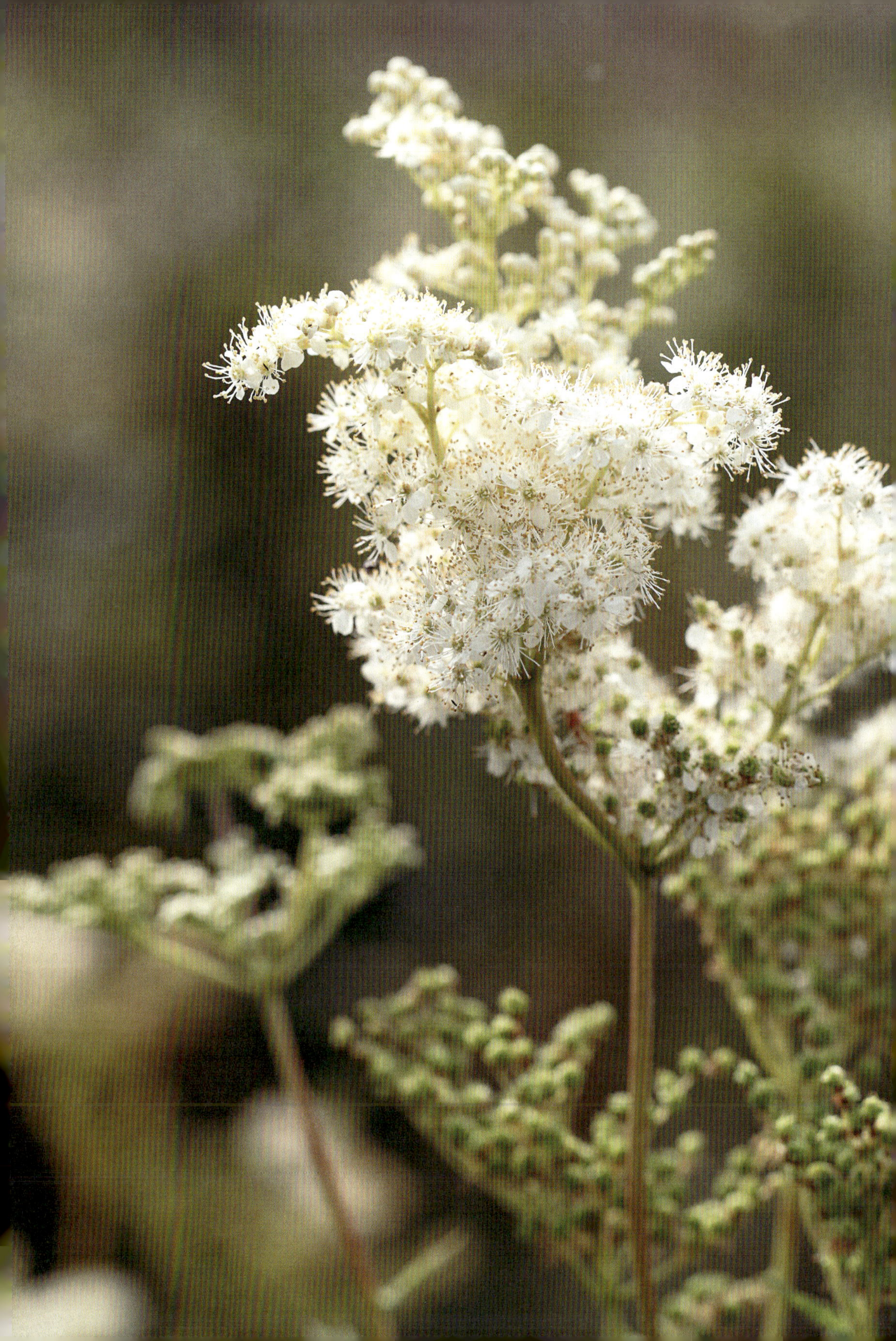

SERVICE

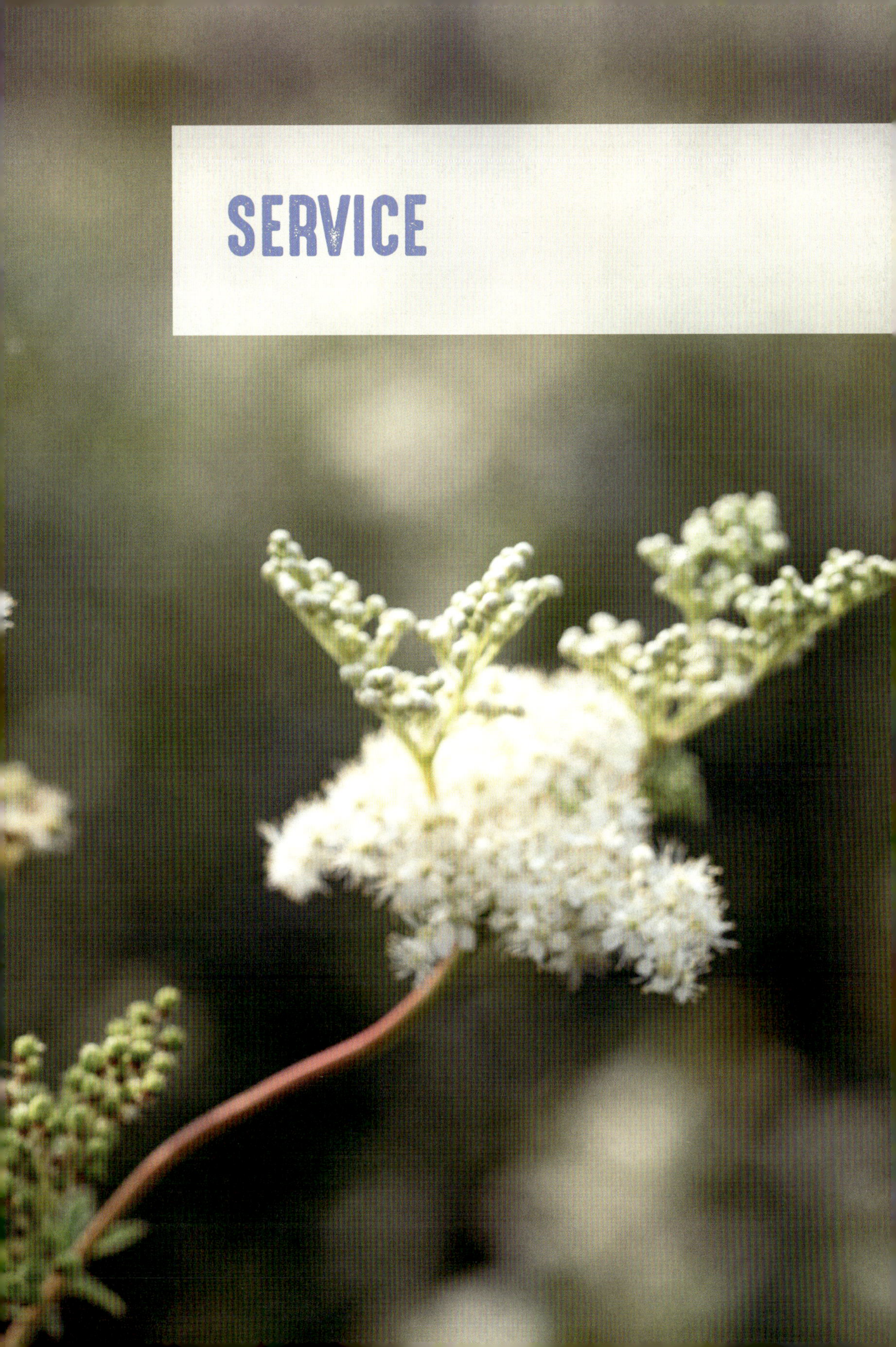

REGISTER

HILFREICHE ADRESSEN

Artemisia Allgäuer Kräutergarten
www.artemisia.de
Gärtnerei, Hofladen und Hofversand

Fraunhofer Apotheke | TCM Apotheke & Versandapotheke München
www.fraunhoferapotheke.de/traditionelle-chinesische-medizin-tcm
Bezugsquelle für Kräuter und Heilpflanzen

Alfred Galke
www.galke.com
Über 1600 Kräuter, Wurzeln, Blüten und Rinden

Geratherm
www.geratherm.de
Fieberthermometer aus Glas

Maienfelser Naturkosmetik
www.maienfelser-naturkosmetik.de
Bezugsquelle für ätherische Öle

Primavera live
www.primaveralife.com
Alles rund um die Aromatherapie

Wickel und Co. Shop
shop.wickel-co.de
Auflagen und Wickel aus Naturmaterialen

ZUM WEITERLESEN

Bächle-Helde, Bernadette und Bühring, Ursel: **Heilsame Wickel und Auflagen.** Verlag Eugen Ulmer 2024

Beiser, Rudi: **Öle, Cremes und Salben aus Heilpflanzen.** Verlag Eugen Ulmer 2020

Bühring, Ursel; Ell-Beiser, Helga und Girsch, Michaela: **Naturheilkunde für Kinder.** Verlag Eugen Ulmer 2025

Bühring, Ursel und Girsch, Michaela: **Unsere besten Heilpflanzenrezepte.** Verlag Eugen Ulmer 2023

Ritter, Claudia: **Heilpflanzenkraft gegen Viren.** Verlag Eugen Ulmer 2020

Ritter, Claudia: **Immunsystem stärken mit Heilpflanzen aus Natur und Garten.** Verlag Eugen Ulmer 2022

Ritter, Claudia: **Pflanzliche Antibiotika selbst gemacht.** Verlag Eugen Ulmer 2025

DIE AUTORIN

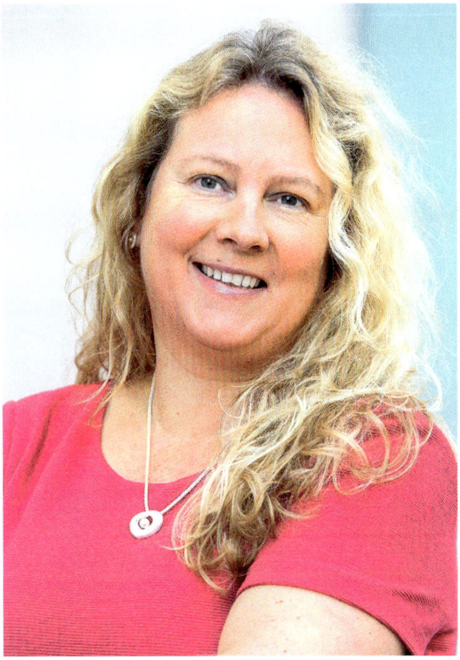

Claudia Ritter ist Heilpraktikerin mit eigener Naturheilpraxis in Weiden, ganzheitliche Ernährungsberaterin, Autorin mehrerer naturheilkundlicher Bucher und Mitglied der Kommission E, einer Sachverständigenkommission für pflanzliche Arzneimittel. Für den Verlag Eugen Ulmer schrieb sie bereits mehrere Ratgeber. Weitere Informationen zu Veröffentlichungen und Behandlungsoptionen finden Sie unter: www.heilpraktikerin-ritter-claudia.de.

BILDQUELLEN

Titelbild und Fotos im Innenteil stammen mit Ausnahme der folgenden von Heike Schmidt-Röger.
Africa Studio/Shutterstock.com: Seite 52
Anna Tryhub/Shutterstock.com: Seite 65
Denis Moskvinov/Shutterstock.com: Seite 102
Franke, Regina: Seite 95
Hath, Jessica: Seite 75, 77
Image Point Fr/Shutterstock.com: Seite 67
mauritius images: Seite 118
Victoria Moloman/Shutterstock.com: Seite 54
Winkler, Anja: Seite 127

Die Zeichnungen auf Seite 62 und 64 fertigte Helmuth Flubacher.

IMPRESSUM

Hinweise

Anmerkung zur Schreibweise (Gendering) der weiblichen, männlichen und unbestimmten Form: Gendergerechtigkeit und Inklusion sind bei uns gelebte Praxis – bei der Auswahl unserer Themen, bei der Recherchearbeit, in der Gestaltung. Unsere Texte meinen alle. Damit unsere Inhalte jedoch gut lesbar bleiben, verzichten wir in diesem Werk auf die jeweilige Mehrfachnennung oder Anpassung der Schreibweise bestimmter Bezeichnungen an die weibliche, männliche oder diverse Form.

Das medizinische Wissen ist einem ständigen Wandel unterworfen. Die in diesem Buch gezeigten Empfehlungen, Möglichkeiten und Hinweise basieren sowohl auf altem traditionellem Heilwissen der Volksheilkunde als auch auf neuen Ergebnissen aus der Forschung. Jedem Leser wird geraten, alle verfügbaren Informationen zur Gesetzeslage und zu Behandlungsstandards zu recherchieren. Dieses Buch ersetzt keine medizinische Diagnose und Behandlung. Für Angaben zu Anwendung, Dosierung und Applikationsform kann weder von der Autorin noch vom Verlag eine Gewähr übernommen werden. Empfohlene Medikamente, Nahrungsergänzungsmittel, Medizinprodukte sowie Nahrungsmittel und Arzneipflanzen dürfen bei bekannter Überempfindlichkeit und Unverträglichkeit gegenüber den angegebenen Wirkstoffen oder einem der sonstigen Bestandteile nicht eingenommen werden. Von den in diesem Buch empfohlenen Produkten und Präparaten profitieren weder die Autorin noch der Verlag durch Nennung oder Verkauf. Sofern eingetragene Warenzeichen, Gebrauchsnamen oder Handelsnamen verwendet werden, gelten die entsprechenden Schutzbestimmungen (auch wenn diese nicht als solche gekennzeichnet sind).
Die Gedanken, Methoden und Anregungen in diesem Buch stellen die Meinung beziehungsweise die Erfahrung der Verfasserin dar. Sie wurden von der Autorin nach bestem Wissen erstellt und mit größtmöglicher Sorgfalt geprüft. Fehler sind jedoch nie vollständig auszuschließen. Eine Garantie für die Richtigkeit der Angaben kann daher nicht gegeben werden. Autorin wie Verlag können aus keinem Rechtsgrund für eventuelle Nachteile, Unfälle oder Schäden, die etwa aus in diesem Buch gegebenen praktischen Hinweisen resultieren, eine Haftung übernehmen.

Bibliografische Information der Deutschen Nationalbibliothek
Die Deutsche Nationalbibliothek verzeichnet diese Publikation in der Deutschen Nationalbibliografie; detaillierte bibliografische Daten sind im Internet über http://dnb.d-nb.de abrufbar.

Wollgrasweg 41, 70599 Stuttgart (Hohenheim)
E-Mail: info@ulmer.de
Internet: www.ulmer.de
Projektleitung: Antje Munk
Lektorat: Regina Franke
Herstellung: Isabell Scherrieble
Umschlaggestaltung: siegel konzeption | gestaltung, Stuttgart
Satz: Gerhard Junker, www.redsign.de, Stuttgart
Reproduktion: time:ray, Jettingen
Druck und Bindung: Westermann Druck, Zwickau
Printed in Germany

ISBN 978-3-8186-2353-1